Moritz Hertel

Elektrochemische Charakterisierung von Stents mit dem Mini-Cell-System

Moritz Hertel

Elektrochemische Charakterisierung von Stents mit dem Mini-Cell-System

Südwestdeutscher Verlag für Hochschulschriften

Impressum / Imprint

Bibliografische Information der Deutschen Nationalbibliothek: Die Deutsche Nationalbibliothek verzeichnet diese Publikation in der Deutschen Nationalbibliografie; detaillierte bibliografische Daten sind im Internet über http://dnb.d-nb.de abrufbar.

Alle in diesem Buch genannten Marken und Produktnamen unterliegen warenzeichen-, marken- oder patentrechtlichem Schutz bzw. sind Warenzeichen oder eingetragene Warenzeichen der jeweiligen Inhaber. Die Wiedergabe von Marken, Produktnamen, Gebrauchsnamen, Handelsnamen, Warenbezeichnungen u.s.w. in diesem Werk berechtigt auch ohne besondere Kennzeichnung nicht zu der Annahme, dass solche Namen im Sinne der Warenzeichen- und Markenschutzgesetzgebung als frei zu betrachten wären und daher von jedermann benutzt werden dürften.

Bibliographic information published by the Deutsche Nationalbibliothek: The Deutsche Nationalbibliothek lists this publication in the Deutsche Nationalbibliografie; detailed bibliographic data are available in the Internet at http://dnb.d-nb.de.

Any brand names and product names mentioned in this book are subject to trademark, brand or patent protection and are trademarks or registered trademarks of their respective holders. The use of brand names, product names, common names, trade names, product descriptions etc. even without a particular marking in this works is in no way to be construed to mean that such names may be regarded as unrestricted in respect of trademark and brand protection legislation and could thus be used by anyone.

Coverbild / Cover image: www.ingimage.com

Verlag / Publisher:
Südwestdeutscher Verlag für Hochschulschriften
ist ein Imprint der / is a trademark of
OmniScriptum GmbH & Co. KG
Heinrich-Böcking-Str. 6-8, 66121 Saarbrücken, Deutschland / Germany
Email: info@svh-verlag.de

Herstellung: siehe letzte Seite /
Printed at: see last page
ISBN: 978-3-8381-3581-6

Zugl. / Approved by: Berlin, Charité Universitätsmedizin Berlin, Dissertation, 2012

Copyright © 2014 OmniScriptum GmbH & Co. KG
Alle Rechte vorbehalten. / All rights reserved. Saarbrücken 2014

Inhaltsverzeichnis:

1. Einleitung 3
2. Literatur 6
   2.1 Korrosion 7
   2.2 Stentmaterialien 7
   2.3 Mikroskopische Untersuchungen ex- vivo 8
   2.4 Elektrochemische Untersuchungen in- vitro 10
      2.4.1 Charakterisierung von Beschichtungen 13
      2.4.2 Charakterisierung von Oberflächenmodifikationen 15
      2.4.3 Charakterisierung neuer Materialien 18
   2.5 Elektrochemische Untersuchungen in- vivo 19
3. Problemstellung 20
4. Aufgaben und Zielstellung 25
5. Statistik 27
6. Material und Methode 29
   6.1 Legierungen und Stents 29
   6.2 Adaptation des MCS und Versuchsaufbau 30
   6.3 Elektrochemische Messungen 33
      6.3.1 Aufbau und Funktionsweise des MCS 36
      6.3.2 Ruhepotential 39
      6.3.3 Zyklische Voltametrie 39
      6.3.4 Impedanzspektroskopie 40
      6.3.5 Auswertung 42
   6.4 EDX- Analyse 50
      6.4.1 Exemplarische EDX- Analyse nativer Oberflächen 51
      6.4.2 Exemplarische EDX- Analyse behandelter Oberflächen 52
      6.4.3 Auswertung 52

7. Ergebnisse 54

   7.1 Elektrochemische Messungen   54

      7.1.1   Ruhepotential   54

      7.1.2   Zyklische Voltametrie   62

      7.1.3   Impedanzspektroskopie   85

   7.2 EDX- Analyse   103

      7.2.1   Exemplarische EDX- Analyse nativer Oberflächen   103

      7.2.2   Exemplarische EDX- Analyse behandelter Oberflächen   106

8.   Diskussion 113

   8.1 Korrosionsformen und deren Auftreten an Stents   113

      8.1.1   Lochfraßkorrosion   113

      8.1.2   Spaltkorrosion   115

      8.1.3   Galvanische Korrosion 115

   8.2 Folgen von Korrosion   117

   8.3 Charakterisierung der untersuchten Stents   119

   8.4 Kritische Bewertung des adaptierten MCS   127

   8.5 Weiterführende Fragestellungen und Untersuchungen   132

   8.6 Fazit 134

9.   Zusammenfassung   135

10.   Literaturverzeichnis   138

11.   Abbildungsverzeichnis 151

12.   Tabellenverzeichnis   154

13.   Abkürzungsverzeichnis   156

1 Einleitung

Stents sind alloplastische, expandierbare oder selbstexpandierende, röhrenförmige Implantate aus einem Drahtgeflecht oder Strebennetzwerk. Ihre medizinische Anwendung besteht im Einbringen in anatomische Hohlkörper (z.B. Blutgefäße), vorrangig zum Zwecke ihrer Offenhaltung.

Puel und Sigwart implantierten 1986 in Ergänzung zur Coronarangioplastie (PTCA) den ersten Metallstent in ein Coronargefäß am Menschen [1]. Vor dem Hintergrund über 1.000.000 weltweit durchgeführter Stentimplantationen bereits im Jahr 2003 kritisierten Thierry und Tabrizian eine geringe Verfügbarkeit von Daten zur Biokompatibilität der verwendeten Materialien [2]. Während im Rahmen non- vaskulärer Indikationen metallische Stents in der Regel biologisch gut toleriert werden, besteht für die endovaskuläre Anwendung neben der Thrombose [3] noch immer das Problem der neointimalen Proliferation und einer Restenose als mögliche Komplikation [4]. Deren Prävalenz variiert unter anderem zwischen den verschiedenen am Markt verfügbaren Materialien und Systemen sowie dem anatomischen Einsatzgebiet. Beispielsweise wurde für Nickel- Titan- Stents in der peripheren Anwendung zwölf Monate nach Implantation in einer Übersichtsarbeit von Bosiers et al. auf Basis der RESILIENT- Studie eine primäre Gängigkeit behandelter Gefäße in 80% der Fälle angegeben [5]. Im Umkehrschluss beträgt die entsprechende Punktprävalenz der Restenose 20%.

Allgemein bedarf die Anwendung von Biomaterialien der Berücksichtigung des bivalenten Verhältnisses von Nutzen und Risiko. Ihr Einsatz am Menschen erfordert dabei profundes Wissen über die Eigenschaften und Struktur der Material- Gewebe- Grenzfläche [6]. Diese stellt den potentiell kritischen Kontaktpunkt zwischen dem körperfremden Material und den Strukturen und Bestandteilen des Organismus dar. Jene wiederum sind bis auf die molekulare Ebene von Relevanz. Für metallische Biomaterialien gilt im Speziellen, dass die Biokompatibilität insbesondere vom Korrosionsverhalten abhängig ist. Eine Legierung, welche theoretisch gesehen im Milieu des menschlichen Körpers elektrochemisch absolut stabil wäre, würde dementsprechend keine Ionen freisetzen. Hierdurch möglicherweise vermittelte proinflammatorische, zytotoxische, proliferative und andere Stimuli blieben aus.

Diese Konstellation ist jedoch theoretischer Natur und, wie zahlreiche Untersuchungen zeigen, praxisfern. Pallero, Talbert Roden, Chen et al. gaben 2009 an, dass alle metallischen Stents korrodieren und in diesem Zusammenhang Ionen freisetzen. Am Beispiel von Stents aus Edelstahl wurde angenommen, dass diese Ionenfreisetzung in der angrenzenden Gefäßwand in der Bildung radikaler Sauerstoffspezies (ROS), lokaler Entzündung und folglich fibroproliferativer Reaktion resultiert. Die Ergebnisse der in- vitro Untersuchungen an vaskulären Glattmuskelzellen deuten auf eine Aktivierung des Wachstumsfaktors TGF-β via Thrombospondin- 1 (TSP1) hin [7]. Ein Zusammenhang zum erwähnten Problem der Restenose erscheint wahrscheinlich. Andere Autoren problematisieren im Hinblick auf eine potentielle Sensibilisierung bzw. Allergisierung, Toxizität und Kanzerogenität die korrosionsbedingte Freisetzung von Nickel aus Edelstahl und NiTi- Legierungen [8] ,[9], [10], [11], [12], [13], [14]. Schlussendlich finden sich in der Literatur, wenn auch vereinzelt, Hinweise auf Korrosion als möglichen Cofaktor bei Stentfrakturen in der Peripherie [15]. Mazumder, De Trigwell et al. fassten 2003 die möglichen Folgen der Korrosion als Gewebereaktionen, toxische Effekte und mechanische Schwächung des Stents zusammen [16].

Die Charakterisierung des elektrochemischen Verhaltens metallischer Biomaterialien scheint folglich ein Schlüssel für das Verständnis und

Einleitung

letztlich die Steuerung ihrer Biokompatibilität zu sein. Für degradierbare bzw. resorbierbare metallische Materialien gilt dies im Besonderen. Allerdings sind hier die Zusammenhänge ungleich komplexer, da die Degradation des Materials vielmehr eine kontrollierte Korrosion erfordert. Der Problematik der elektrochemischen Charakterisierung von metallischen Stents widmet sich die vorliegende Arbeit.

Das Mini- Cell- System (MCS) in der von Müller beschriebenen Bauart [17] stellt ein potentiell hierfür geeignetes Instrument dar. Mit Hilfe dieser Mikromesselektrode ist es möglich, unterschiedliche elektrochemische Untersuchungen weitgehend zerstörungsfrei an einem Werkstück durchzuführen und so Rückschlüsse auf dessen Korrosionsverhalten zu ziehen. So lag eine Verwendung des Systems für Messungen auf Stents und die Bewertung der Eignung hierfür nahe. Das Ziel der vorliegenden Arbeit war folglich zunächst die Adaptation des MCS an die sich hieraus ergebenden Erfordernisse, ferner die Überprüfung der Praktikabilität der Methode sowie der Reproduzierbarkeit der Ergebnisse. Hierzu wurden nicht- resorbierbare, metallische Stents aus drei verschiedenen Legierungen elektrochemisch untersucht und charakterisiert. Zusätzlich erfolgte unterstützend die Nutzung der Rasterelektronenmikroskopie und der energiedispersiven Röntgenmikroanalyse.

2 Literatur

Neben den bereits genannten Stellen finden sich weitere Hinweise auf die Bedeutung des Korrosionsverhaltens im betrachteten Kontext. Hervorzuheben ist eine Arbeit von Windecker, Meyer, de Pasquale et al. (2001), in welcher indirekt eine Gegenüberstellung mit weiteren Parametern der Biokompatibilität erfolgte. Untersucht wurden unbeschichtete Stahlstents sowie zwei verschiedene Titan-Stickstoffoxidbeschichtungen. In- vitro wurden Thrombozytenadhäsion und Fibrinogenbindung gemessen und in Relation zur Bildung einer Neointima nach sechs Wochen post- implantationem im Schweinemodell gesetzt. Während zwischen den zwei betrachteten Oberflächenmodifikationen signifikante Unterschiede in der Adhäsion von Plättchen und der Fibrinogenbindung im Durchflussmodell auftraten, ergaben sich für die Ausdehnung der Neointima ähnliche Werte. Ein signifikanter Unterschied zu unbeschichtetem Stahl war vorhanden. Die Autoren deuteten dies als Hinweis auf die größere Bedeutung elektrochemischer Eigenschaften für die neointimale Proliferation in Relation zu den anderen erfassten Parametern [18]. An dieser Stelle ist auf das Fehlen einer direkten elektrochemischen Charakterisierung hinzuweisen. Detailliertere Untersuchungen hierzu existieren jedoch. Die konkrete Durchführung indes ist grundsätzlich uneinheitlich. Dem Fokus der vorliegenden Arbeit auf der Etablierung einer Methode entsprechend, soll in der folgenden Übersicht vornehmlich die bisherige Anwendung elektrochemischer Charakterisierungsverfahren zur Untersuchung von Stents und Stentmaterialien dargestellt werden. Für ein besseres Verständnis werden jedoch zunächst die Korrosion im Allgemeinen sowie materialkundliche Grundlagen betrachtet.

2.1 Korrosion

Chemisch handelt es sich bei Korrosion metallischer Werkstoffe um eine Redoxreaktion [19]. Sie tritt bei Kontakt von Metallen mit wässrigen Flüssigkeiten auf. Dabei wird zwischen einer anodischen und einer kathodischen Reaktion unterschieden. Erstgenannte entspricht der Oxidation, bei der Metallatome unter Abgabe von Elektronen ionisiert werden (Me$\rightarrow$ Me^{z+}+ ze$^-$). Metallkationen und Elektronen bilden die sogenannte elektrochemische Doppelschicht. Erfolgt keine Umsetzung der Elektronen oder Kationen in einer kathodischen Reaktion, stellt sich bei konstanten Bedingungen ein stabiles Gleichgewicht ein. Läuft eine kathodische Reaktion im Sinne einer Reduktion ab und stört dieses Gleichgewicht, tritt Korrosion ein. Der Ablauf dieser Reaktion ist pH- Wert- abhängig. Im sauren Milieu kommt es bevorzugt zur Reduktion von Protonen zu Wasserstoff (2H$^+$+ 2e$^-\rightarrow$ H$_2\uparrow$). Dagegen wird im neutralen und basischen Milieu Sauerstoff zu Hydroxylionen reduziert (O$_2$+ 2H$_2$O+ 4e$^-\rightarrow$ 4OH$^-$) [17].

Die Korrosionsresistenz edler Metalle fußt entsprechend der Spannungsreihe der Elemente auf ihrem geringen Bestreben zur Elektronenabgabe bzw. Oxidierbarkeit. Bei unedlen Metallen spielt die Ausbildung einer Schicht oberflächlicher Oxide, der Passivschicht, eine entscheidende Rolle [20]. Das Korrosionsverhalten ist dabei stark von ihrer Stabilität und Durchlässigkeit abhängig und bestimmt letztlich in- vivo die Freisetzung von Ionen [21].

2.2 Stentmaterialien

Metallische Werkstoffe sind die am häufigsten verwendeten Stentmaterialien. Der Grund hierfür besteht in der Röntgenopazität und den mechanischen Eigenschaften. Hierbei sind je nach Expansionsmodus

Plastizität für dilatierbare oder Elastizität für selbstexpandierende Stents gefordert. Für das Vermögen, radialen Kräften zu widerstehen, wird ferner Rigidität benötigt. Zur Herstellung nicht- resorbierbarer Stents werden Edelstähle (FeCrNi, z.B. 316L), Tantal (Ta), Nickel- Titan- (NiTi) und Kobalt- Chrom- (CoCr) Legierungen verwendet [3], wobei sich für selbstexpandierende Stents vornehmlich NiTi wegen seines superelastischen Verhaltens etabliert hat [22]. Magnesiumlegierungen (z.B. WE42) stellen den wichtigsten Werkstoff für resorbierbare Stents dar [3]. Zusätzlich stehen verschiedene Beschichtungen, beispielsweise zur Freisetzung von Medikamenten, zur Verfügung.

2.3 Mikroskopische Untersuchungen ex- vivo

Einige Autoren beschränkten sich auf die Dokumentation mikroskopisch sichtbarer Hinweise auf abgelaufene Korrosionsprozesse.

16 Coronarstents aus Sektionspräparaten wurden 2010 von Halwani, Anderson, Brott et al. licht- und rasterelektronenmikroskopisch auf die Anwesenheit von Korrosionszeichen überprüft. Die vorliegenden Materialien waren FeCrNi, NiTi, Ta und eine Co- Basis- Legierung. Korrosionsassoziierte Oberflächenalterationen fanden sich in neun Fällen. Zudem konnte in Lysaten der an die korrodierten Stents angrenzenden Gewebeschichten mittels Massenspektrometrie ein erhöhter Gehalt an Metallionen nachgewiesen werden. Im Vergleich zur Kontrolle zeigten sich hierbei Erhöhungen auf das bis zu Zwanzigfache. Bei NiTi- Legierungen bestand diese Anreicherung aus Nickel- und Titanionen, bei Edelstahl aus Chrom und Nickel. Dabei betrugen die Nickel- Konzentrationen im Gewebe um NiTi- Proben über 25µg/g [23]. Für das Überschreiten dieses Grenzwertes sind im Rattenmodell das Auftreten einer lokalen Entzündung und Gewebsnekrose bekannt [24]. Für Glattmuskelzellen von Ratten wurde in- vitro ab 9ppm (9µg/g) Ni^{2+} eine signifikante Wachstumshemmung

Literatur

festgestellt [14]. Andere Autoren fanden bei Messungen der Nickel-Freisetzung in Zellkulturmedien aus NiTi und 316L Unterschiede in der Freisetzungsdynamik. Allerdings wurden keine toxischen Werte erreicht und eine negative Beeinflussung des Zellwachstums blieb aus [25]. Riepe, Heintz, Kaiser et al. untersuchten im Jahr 2002 am Menschen implantierte und wieder explantierte Stents mittels Stereo- und Rasterelektronenmikroskopie. Die Stents waren nach durchschnittlich 28,8 ±16 Monaten entfernt worden. Bei 100% der 34 untersuchten NiTi-Aortenstents fanden sich mikroskopisch Löcher, in 68% Krater, in 14% größere Substanzdefekte sowie in 32% Frakturen [26]. Die gleiche Autorengruppe hatte 2001 bereits 22 explantierte Aortenstents aus NiTi mit den gleichen Methoden untersucht. Die in- vivo Verweildauer betrug im Durchschnitt 29,1 ±13,2 Monate. Löcher fanden sich in 100% der Proben, 70% zeigten irreguläre Oberflächenabträge bzw. Krater. Insbesondere Stents mit langer Verweildauer wiesen große Defekte, Verformungen und partiell Frakturen auf. Die entsprechenden Stellen wurden zusätzlich in ihrer Oberflächenzusammensetzung mit energiedispersiver Röntgenmikroanalyse (EDX) untersucht. Dabei zeigte sich eine Abreicherung von Nickel auf allen korrodierten Flächen [27]. Die Anwesenheit mikroskopischer Korrosionszeichen nach bereits sechs Monaten in- vivo- Verweildauer am Schafsmodell wurde von Cragg, Dejong, Barnhardt et al. 1993 beschrieben. Untersucht wurden 44 NiTi-Stents in peripherer Lokalisation [28].

Für die beobachtete gravierende Korrosion von NiTi in- vivo [26], [27] wurden Induktionsmechanismen oder aktive Destruktion durch Zellen diskutiert. Diese Hypothese konnte jedoch in Zellversuchen in- vitro nicht verifiziert werden [29]. Seit Etablierung der elektrochemischen Politur wurde über entsprechende Fälle nicht mehr berichtet. Weitere Untersuchungen zeigten, dass die oben beschriebenen Legierungen dicke

Oxidschichten von etwa 0,2- 0,3µm und Durchbruchspotentiale E_{db} von ca. 0,28V aufwiesen. Elektropolierte Stents weisen eine Oxidschicht von lediglich ca. 0,01µm und E_{db}- Werte über 0,9V auf und sind folglich als korrosionsstabiler zu betrachten. Dies unterstreicht die Bedeutung der Materialbearbeitung für die resultierenden Eigenschaften eines Werkstückes [30].

Eine Kombination elektrochemischer Messmethoden mit in-/ ex- vivo- Untersuchungen führten 2007 Shih, Shih, Chou et al. durch. Verglichen wurden elektropolierte Oberflächen auf 316L mit einer Modifikation aus amorphem Oxid. Unter anderem wurden auf elektropolierten Stents nach vier Wochen in- situ im Kaninchenmodell Zeichen von Lochfraßkorrosion gefunden. Die betroffenen Areale wiesen eine oberflächliche Abnahme des Nickelgehalts auf [31].

2.4 Elektrochemische Untersuchungen in- vitro

Weiterführend zu optisch- deskriptiven Methoden wurden beispielsweise Immersionstests zur Untersuchung des Korrosionsverhaltens von Stents bzw. Probekörpern aus entsprechenden Legierungen angewendet. Allgemein besteht das Testverfahren in dem Tauchen eines Prüfkörpers in eine Elektrolytlösung für eine definierte Zeit. Anschließend kann dessen Masseverlust gemessen werden. Auch die Bestimmung der Konzentration von Ionen aus dem zu prüfenden Werkstoff in der Lösung ist praktikabel. Die Tatsache, dass bestimmte Korrosionsprodukte unlöslich sind und somit weder den Masseverlust der Probe noch die Elektrolytzusammensetzung der Immersionslösung beeinflussen, ist als nachteilig einzustufen. Die Elution dieser Ablagerungen ist möglich, wenn auch aufwändig und techniksensitiv [17]. Okazaki und Gotoh führten 2008 systematische Immersionstests an verschiedenen FeCrNi-, CoCr- und NiTi- Legierungen für Stents in unterschiedlichen Elektrolyten durch [20]. Weitere Verfahren, welche den in der vorliegenden Arbeit genutzten weitgehend entsprechen oder zumindest ähneln, fanden vielfach Anwendung. Die jeweiligen Methoden sind auf Seite 31ff beschrieben. Das Spektrum an Fragestellungen, für welche diese genutzt wurden, ist ebenso vielseitig wie die gewählten Versuchsbedingungen und -aufbauten. Tabelle 1 gibt eine chronologische Übersicht zu in der Literatur beschriebenen elektrochemischen Messverfahren in- vitro im Zusammenhang mit Stents. Die Darstellung verdeutlicht die Heterogenität der vorliegenden Untersuchungen. Zudem ergeben sich für die Details der Anwendung Unterschiede, beispielsweise in den Parametern der Messverfahren, deren Abfolge, der Temperatur der Elektrolyten sowie der Einleitung von Gasen in diese. Hieraus resultiert eine eingeschränkte Vergleichbarkeit der Ergebnisse.

Literatur

Tab. 1: Chronologische Übersicht zur Anwendung elektrochemischer Messverfahren in-vitro

Autor (Jahr)	Legierungen	Proben	Methoden (Auswahl)	Elektrolyte	Elektroden
Lu, P. (2011) [32]	WE42 (Mg)	n.s.	EIS, Imm.	Hanks- Lsg.	Pt, SCE
Xu, X. (2010) [33]	WE42	Pl.	dyn. Pol., EIS	Hanks- Lsg.	Pt, SCE
Wang, J. (2010) [34]	MgZnYNd	Pl.	dyn. Pol., EIS	SBF	k.A.
Su, Y. (2010) [35]	CoCr	Dr.	OCP, stat. Pol., dyn. Pol., EIS, EDX	Ringer- Lsg.	Pt, SCE
Simka, W. (2010) [36]	NiTi	Pl.	dyn. Pol., EIS	Tyrodes- Lsg.	Pt, SCE
O'Brien, B. (2010) [37]	FePtCr	St.	OCP, dyn. Pol., XPS	PBS	Graphit, SCE
Hermawan, H. (2010) [38]	FeMn	n.s.	Imm., EDX	Hanks- Lsg.	-
Holvoet, S. (2010) [39]	316L (FeCrNi)	Pl.	CV, XPS	Bi-, Bi/EDTA- Lsg.	Pt, Ag/AgCl
Shaulov, Y. (2009) [40]	316L	St., Pl.	CV, EIS, XPS	Fe(CN)6/KCl	k.A.
Shabalovskaya, S. (2009) [8]	NiTi	Dr.	dyn. Pol.	1%NaCl	Graphit, Ag/AgCl
Nam, N. (2009) [41]	316L	Ri.	dyn. Pol., EIS	1%NaCl	Graphit, SCE
Levy, Y. (2009) [42]	316L, CoCr	St., Pl.	OCP, CV, EIS, XPS	PBS/Fe(CN)6/KCl	Pt, Ag/AgCl, SCE
Haider, W. (2009) [10]	NiTi, NiTiTa/Cu	Pe.	CV	PBS	k.A., SCE
Wang, G. (2008) [43]	NiTi	St.	dyn. Pol., EIS	1%NaCl	k.A., SCE
Okazaki, Y. (2008) [20]	FeCrNi, CoCr, NiTi	Pl.	dyn. Pol., Imm.	1%NaCl, PBS, Serum etc.	Pt, SCE
O'Brien, B. (2008) [44]	NbTaWZr	St.	OCP, dyn. Pol., Imm., XPS	PBS	Graphit, SCE
Ma, X. (2008) [45]	316L	Pl.	dyn. Pol., EDX	1%NaCl	Graphit, SCE
Lévesque, J. (2008) [46]	AM60B-F (Mg)	Pl.	Imm.	modif. Hanks- Lsg.	-
Lee, S. (2008) [47]	304 (FeCrNi)	n.s.	OCP, dyn. Pol., EIS	1%NaCl	Graphit, SCE
Hryniewicz, T. (2008) [48]	CoCr	Dr.	OCP, dyn. Pol., EIS	Ringer- Lsg.	Pt, SCE
Shih, C. (2007) [31]	316L	Dr.	OCP, dyn. Pol., EIS, EDX	Ringer- Lsg.	Pt, SCE
Silva, R. (2006) [49]	Ta	Pl.	dyn. Pol.	1%NaCl	Pt, SCE
Pound, B. (2006) [50]	NiTi	Dr., St.	OCP, dyn. Pol.	1%NaCl, PBS	k.A., SCE
Messer, R. (2006) [51]	316L	Pl., Zy.	CV	EGM	Pt, Ag/AgCl
Liu, C. (2006) [52]	316L	St.	OCP, dyn. Pol., Imm., XPS	Tyrodes- Lsg.	Pt, SCE
Hua, Y. (2006) [53]	NiTi	Pl.	dyn. Pol., XPS	Hanks- Lsg.	k.A., SCE
Fukushima, O. (2006) [12]	NiTi	Pl.	dyn. Pol., Imm., XPS	1%NaCl	Pt, SCE
Shih, C. (2005) [54]	316L	Dr.	CV, EIS	Ringer- Lsg.	Pt, SCE
Maguire, P. (2005) [55]	FeCrNi	St.	dyn. Pol., EIS, Imm.	HCl etc.	Pt, SCE
Shabalovskaya, S. (2004) [56]	NiTi	Dr.	stat. Pol., dyn. Pol.	1%NaCl	k.A., SCE
Wiskirchen, J. (2003) [57]	NiTi	St.	OCP, dyn. Pol.	k.A.	Pt, SCE
Shabalovskaya, S. (2003) [58]	NiTi	Dr., Rö.	stat. Pol., dyn. Pol., XPS	1%NaCl, künstl. Speichel	k.A., SCE
Liu, J. (2003) [59]	NiTi	Pl.	dyn. Pol.	Tyrodes- Lsg.	Pt, Ag/AgCl
Carroll, W. (2003) [60]	NiTi	Dr.	stat. Pol., dyn. Pol., EDX	1% NaCl, Ringer- Lsg. etc.	Graphit, SCE
Zhao, X. (2002) [61]	NiTi	Pl.	dyn. Pol., XPS	1%NaCl	k.A.
Sun, E. (2002) [62]	NiTi	Pl.	stat. Pol., dyn. Pol.	Ringer- Lsg.	Graphit, SCE
Silva, R. (2002) [63]	Ta	Pl.	dyn. Pol., EIS	1%NaCl	Pt, SCE
O'Brien, B. (2002) [64]	NiTi	St.	dyn. Pol., Imm., XPS	1%NaCl	Graphit, SCE
van Bommel, K. (2001) [65]	Au	Pl.	CV, EIS, Imm.	SBF	Pt, HgSO4
Venugopalan, R. (1999) [66]	316L, NiTi	St.	dyn. Pol.	Hanks- Lsg.	Pt, SCE
Trepanier, C. (1998) [67]	NiTi	St.	OCP, dyn. Pol., XPS	Hanks- Lsg.	Pt, SCE

Legende: Proben: Dr.= Drähte, n.s.= nicht spezifiziert, Pe.= Pellets, Pl.= Plättchen, Ri.= Ringe, Rö.= Röhrchen, St.= Stents, Zy.= Zylinder; Methoden: CV= zyklische Voltametrie, dyn. Pol.= potentiodynamische Polarisation, EDX= elektronendispersive Röntgenanalyse, EIS= Impedanzspektroskopie, Imm.= Immersion, OCP= Ruhepotential, stat. Pol.= potentiostatische Polarisation, XPS= Photoelektronen- Spektroskopie; Elektrolyte: EGM= endothelial growth media, PBS= phosphate buffered saline, SBF= simulated body fluid; Elektroden (links: Gegen-, rechts: Referenzelektrode): k.A.= keine Angabe, SCE= gesättigte Kalomelelektrode

In einigen der in Tabelle 1 gelisteten Stellen werden Versuchsaufbauten für elektrochemische Charakterisierungsverfahren vorgestellt. Speziell für die Entwicklung degradierbarer Stents wurde von Lévesque, Hermawan, Dubé et al. 2008 ein pseudo- physiologisches Testverfahren beschrieben, welches unter anderem statische und dynamische Immersion erlaubt [46]. Die Untersuchung von Stents im Sinne definitiver Werkstücke wurde an dieser Stelle jedoch nicht durchgeführt. Mit dem Ziel der Simulation von in-vivo- Bedingungen wurden ferner Verfahren, beispielsweise zur Korrosionsratenmessung unter Einwirkung von Scherkräften durch Lösungsströme, dargestellt [51]. Nachfolgend werden die einzelnen Einsatzgebiete der in- vitro- Analytik vorgestellt.

2.4.1 Charakterisierung von Beschichtungen

Ein Anwendungsbereich elektrochemischer Messverfahren ist die Charakterisierung von Oberflächenbeschichtungen auf Stents. Ziel ist in den meisten Fällen eine Modifikation des elektrochemischen Verhaltens und bzw. oder die Nutzung als Medikamententräger.

Lu, Cao, Liu et al. verglichen 2011 unbeschichtete Probekörper der Magnesium- Legierung WE42 mit zwei verschiedenen Beschichtungsformen. Ziel war es, das Korrosionsverhalten der Legierung für den Einsatz als Stentmaterial zu optimieren. Unter anderem wurde ein Immersionstest für vier Wochen in Hanks- Lösung, einer simulierten Körperflüssigkeit, bei 37°C durchgeführt und die Proben anschließend rasterelektronenmikroskopisch untersucht. Unter den gleichen Bedingungen erfolgten ferner elektrochemische Impedanzspektroskopien (EIS). Es konnten bei allen Methoden Unterschiede zwischen unbeschichteten und unterschiedlich beschichteten Probekörpern gezeigt werden. Insbesondere die EIS erwies sich zur Charakterisierung der korrosionsprotektiven Eigenschaften der Beschichtungen als günstiges

Verfahren [32]. 2010 wurden bereits von Xu, Lu, Guo et al. auf WE42 Oberflächenbeschichtungen gekoppelt mit Zytostatika beladenen Nanopartikeln untersucht. Die Kombination einer Beeinflussung des elektrochemischen Verhaltens mit einer Medikamentenfreisetzung aus Stents (DES) sollte charakterisiert werden. Zusätzlich zu EIS unter analogen Versuchsbedingungen erfolgte die Aufnahme von Strom- Spannungs- Kurven via potentiodynamischer Polarisation. Untersucht wurden auch hier keine Stents, sondern plättchenförmige Probekörper. Eine positive Modifikation des Korrosionsverhaltens durch die Beschichtung konnte mit beiden Methoden gezeigt werden [33]. Die Zyklische Voltametrie (CV) nutzten Holvoet, Horny, Turgeon et al. 2010, um die Beschädigung einer Fluorocarbonbeschichtung auf Stahlproben unter mechanischer Deformation nachzuweisen [39]. Die Eignung von amorphem Oxid auf 316L- Drähten als Träger für Medikamente wurde 2005 von Shih, Lin, Su et al. evaluiert. Die Autoren verwendeten CV und EIS zur Charakterisierung einer Heparinbeschichtung [54], [68]. Van Bommel, Friggeri, Mateman et al. wandten die Methoden 2001 auf Beschichtungen aus Gold mit Radioisotopen an [65].

Beide Methoden wurden weiterführend zu plättchenförmigen Proben auf 316L- Stents angewendet, um eine Polymethylmetacrylat- Beschichtung (PMMA) als Medikamententräger zu charakterisieren. Die Messungen an Stents erfolgten dabei durch definiertes Tauchen in die Elektrolytlösung [40]. Levy, Tal, Tzemach et al. verwendeten neben Plättchen ebenfalls Stents aus FeCrNi (316L) und CoCr (L605) für ihre Untersuchungen an einer C_{12}- Phenyldiazonium- Beschichtung für DES. Methodische Anwendung fanden auch hier CV und EIS. Eine Verbesserung der elektrochemischen Eigenschaften, beispielsweise anhand einer Abnahme der Stromstärke I [A] in der CV bei beschichteten CoCr- Proben im Vergleich zu unbeschichteten Kontrollen, konnte gezeigt werden [42]. Für den Vergleich unterschiedlicher resultierender elektrochemischer Stabilität von 316L mit verschiedenen Nitrid- Beschichtungen verwendeten Liu, Chu und Qi ebenfalls Stents [52].

Das Zusammenspiel von mechanischem Stress und Korrosion mit dem Ergebnis eines Materialversagens (SCC) war Inhalt einer 2009 von Nam, Lee, Kim et al. durchgeführten Untersuchung. Anhand ringförmiger Probekörper aus 316L mit einer Silizium- Kohlenstoff- Beschichtung (Si-DLC) wurde mittels EIS und potentiodynamischer Polarisation die Repassivierung der Oberfläche unter Belastung evaluiert. Eine verminderte Anfälligkeit der beschichteten Proben für SCC konnte gezeigt werden [41]. Zuvor war mit den gleichen Methoden eine Verminderung der Korrosionsanfälligkeit von Edelstahl durch Applikation einer Kohlenstoffbeschichtung (DLC) nachgewiesen worden [47]. Maguire, Mc Laughlin, Okpalugo et al. untersuchten 2005 ebenfalls DLC-Beschichtungen, unter anderem auf Stahlstents [55].

2.4.2 Charakterisierung von Oberflächenmodifikationen

Verschiedene Modi der Oberflächenbearbeitung von Stents und ihren Ausgangsmaterialien wurden vornehmlich mit der Zielstellung einer positiven Beeinflussung werkstoffkundlicher Eigenschaften evaluiert.

Simka, Kaczmarek, Baron- Wiechec et al. prüften 2010 vor dem Hintergrund potentieller biologischer Folgen der Korrosion von NiTi als Stentmaterial die Möglichkeit, dessen elektrochemisches Verhalten mittels Elektropolitur und Passivierung zu beeinflussen. Hierzu wurden potentiodynamische Polarisationen und Impedanzspektroskopien an nativen, elektropoliert- passivierten und nicht passivierten Probekörpern bei 37°C in Tyrodes- Lösung durchgeführt. Dabei konnten die elektrochemisch günstigsten Eigenschaften, beispielsweise anhand einer Reduktion der Austauschstromdichte i_{corr} [A/cm^2], für elektropoliert- passivierte Proben nachgewiesen werden [36]. Zu ähnlichen Ergebnissen waren andere Autoren für Drähte [62], [64] und Stents gekommen [67]. Wie bereits erwähnt, wird die Ausbildung einer dünnen Titaniumdioxidschicht für den Stabilitätsgewinn verantwortlich gemacht [30]. Fukushima, Yoneyama, Doi et al. verglichen 2006 den Effekt verschiedener Lösungen für die elektrolytische Politur mit Hilfe elektrochemischer Messmethoden [12]. Ein Verfahren zur Ablagerung von TiO_2 auf Nickel- Titan mittels Sol- Gel wurde von Liu, Yang, Shi et al. 2003 vorgestellt und evaluiert. Die Ergebnisse anodischer Polarisation zeigten eine Verbesserung des Widerstandsvermögens gegen Korrosion [59]. Anhand einer Zunahme des Korrosionspotentials E_{corr} [V] und einer Abnahme der Austauschstromdichte i_{corr} [A/cm^2] bei anodischer Polarisation nach Implantation radioaktiver Phosphorisotope in NiTi- Plättchen konnte von anderen Autoren eine Verbesserung der elektrochemischen Eigenschaften gezeigt werden [61]. Direkte Untersuchungen zu Oberflächenmodifikationen von Stents liegen zu den genannten von Wang, Shen, Zhang et al. (2008) vor. Der Fokus lag hierbei auf dem Einfluss chemischer Erosion und Plasmadeposition auf die Oberflächenrauigkeit von NiTi- Stents. Zusätzlich wurden potentiodynamische Polarisationen durchgeführt, wobei jedoch keine signifikante Verbesserung des Korrosionsverhaltens erzielt werden konnte [43]. Der Einfluss unterschiedlicher Oberflächenzustände auf die Nickel- Freisetzung aus NiTi- Drähten mit nativer Oxidschicht wurde 2009 von Shabalovskaya, Tian, Anderegg et al. dargestellt. Neben Polarisationstests wurden hierzu Immersionsversuche durchgeführt. Für alle untersuchten Drähte wurde eine progressive Freisetzung über die Dauer von fünf Monaten Immersion festgestellt, woraus die Autoren potentielle Probleme für die Anwendung des Werkstoffes für permanente Implantate ableiteten [8]. In vorherigen Versuchen war zudem eine Abhängigkeit der elektrochemischen Stabilität von der Art der Bearbeitung von NiTi- Drähten und Röhrchen nachgewiesen worden [56], [58]. Darüber hinaus konnten Müller, Nascimento und Mele 2011 zeigen, dass sich orthodontische NiTi- Drähte unterschiedlicher Hersteller in ihrer Korrosionsresistenz deutlich unterscheiden. Dies wurde auf die verschiedenartige Bearbeitung im Rahmen der Herstellung zurückgeführt [69]. Entsprechende Hinweise finden sich in weiteren Arbeiten [60]. An anderer Stelle wurden analoge Differenzen mit Unterschieden in der Oberflächenzusammensetzung erklärt [70], was sich letztendlich in Übereinstimmung bringen lässt. Eine zusammenfassende Darstellung des Korrosionsverhaltens von NiTi liegt von Shabalovskaya aus dem Jahr 2002 vor [71].

Mit dem Einfluss von Inhomogenitäten auf die elektrochemischen Eigenschaften von Drähten aus Kobalt- Chrom- Stents beschäftigten sich 2010 Su, Shih, Chen et al.. Verwendete Methoden waren die Aufzeichnung von Ruhepotentialen, anodische Polarisation und Impedanzspektroskopie in Ringer- Lösung bei 37°C. Die Messstellen wurden abschließend rasterelektronenmikroskopisch und mittels EDX untersucht. In den Ergebnissen spiegelten sich signifikante Unterschiede in der Oberflächenzusammensetzung und dem Korrosionsverhalten entlang der Drähte wieder [35]. Eine allgemeine Verbesserung der elektrochemischen Stabilität von CoCr- Drähten mit Hilfe elektrolytischer Politur in einem Magnetfeld konnte mit den Methoden OCP, EIS sowie potentiodynamischer Polarisation an anderer Stelle nachgewiesen werden [48].

Mit der Idee der Nutzung von mikroporösem 316L für DES wurden entsprechende Probekörper zunächst in sauren Lösungen anodisiert und anschließend potentiodynamisch von Ma, Wang, Tang et al. 2008 untersucht. Trotz resultierender Mikroporositäten war nach der Behandlung mit Oxalsäure eine Verbesserung der Korrosionsresistenz festzustellen [45]. Im Weiteren fanden die genannten Methoden Anwendung zur Untersuchung von Effekten der Oberflächenbehandlung auf das anodische Wachstum von Oxidschichten auf Tantal (Ta) [49] sowie von Stickstoffionenimplantation auf das Korrosionsverhalten von equimolarem NiTi [53].

2.4.3 Charakterisierung neuer Materialien

Insbesondere im Rahmen der Erprobung alternativer Legierungen als potentielle Stentmaterialien sind elektrochemische Messmethoden verbreitet.

Mit dem Ziel der Charakterisierung einer Magnesium- Zink- Yttrium- Neodym- Legierung führten Wang, Wang, Guan et al. im Jahr 2010 potentiodynamische Polarisationen auf viereckigen Prüfkörpern mit zirkulierender simulierter Körperflüssigkeit bei 37°C durch. Ein Immersionstest für sieben Tage unter gleichen Bedingungen schloss sich an. Die Ergebnisse zeigten eine erhöhte Korrosionsresistenz im Vergleich zu anderen Magnesiumlegierungen, woraus eine Eignung als subrapide degradierende Legierung geschlussfolgert wurde [34]. Ein Platin- Chrom- Stahl (FePtCr) wurde mit dem Ziel verbesserter Radioopazität von O'Brien, Stinson, Larsen et al. 2010 ebenfalls unter dem Aspekt des Korrosionsverhaltens untersucht. Elektrochemische Messungen erfolgten in phosphatgepufferter Lösung (PBS) bei Körpertemperatur an 22 dilatierten Stents. Die Autoren konnten insgesamt zeitstabile Ruhepotentiale (E_{OCP} vs. SCE) über die Dauer einer Stunde zwischen -0,039V und +0,051V sowie Strom- Spannungs- Verläufe ohne Durchbrüche der Passivschicht bis +1000mV vs. SCE unter dynamischer Polarisation zeigen. Die abzuleitende elektrochemische Stabilität wurde mit der oberflächlichen Präsenz von Chromoxid erklärt, welche mittels

Röntgen- Photoelektronen- Spektroskopie (XPS) nachgewiesen wurde [37]. Ferner wurde die Anwendung entsprechender Charakterisierungsmethoden für Eisen- Mangan (FeMn) [38], ternäre NiTi- Legierungen mit Tantal und Kupfer (NiTiTa, NiTiCu) [10] und Niob- Tantal- Wolfram- Zirkon (NbTaWZr) [44] beschrieben.

Eine Beeinträchtigung der Widerstandsfähigkeit gegen Korrosion von Stents durch angelötete Röntgenmarker aus radioopaken Metallen wurde von Wiskirchen, Venugoparlan, Holten et al. 2003 nachgewiesen [57].

2.5 Elektrochemische Untersuchungen in- vivo

Die in- vivo- Anwendung elektrochemischer Messverfahren wurde aufgrund der problematischen Durchführbarkeit nur vereinzelt beschrieben. Die verwendeten Methoden decken zudem nicht das gesamte Spektrum verfügbarer Verfahren ab.

2000 führten Shih, Lin, Chung et al. OCP- Messungen und anodische Polarisationen an in die Aorta abdominalis von Hunden implantierte 316L- und NiTi- Stents durch. Verglichen wurden Passivschichten aus polykristallinen und amorphen Oxiden, wobei letztere deutlich überlegene elektrochemische Eigenschaften aufweisen [72]. Eine Methode zur Messung des OCP von NiTi in- vivo am Menschen wurde von Pertile, Silva, Peccin et al. 2009 beschrieben. An sechs Patienten wurden Mittelwerte von E_{OCP}= -0,334 ±0,03V vs. SCE ermittelt. Die Ergebnisse entsprachen im Wesentlichen zuvor gemessenen in- vitro OCPs in simulierter Körperflüssigkeit (E_{OCP}= -0,313 ±0,003V vs. SCE) [73].

3 Problemstellung

Der eingangs erwähnte grundsätzliche Unterschied zwischen resorbierbaren und nicht resorbierbaren metallischen Biomaterialien verlangt nach einer trennenden Betrachtung. Diese folgt einerseits der gewünschten kontrollierten Korrosion für die erstgenannten Materialien und andererseits der zu fordernden Korrosionsstabilität für die zweite Materialgruppe. In der vorliegenden Arbeit sollen ausschließlich nicht resorbierbare Legierungen betrachtet werden, sodass in Bezug auf das elektrochemische Verhalten eine Stabilität die gewünschte Eigenschaft darstellt.

Aus den einleitenden Feststellungen über die Biokompatibilität ergeben sich neben der notwendigen Fokussierung auf die elektrochemische Untersuchung metallischer Biomaterialien spezielle Anforderungen an diese. Die genannte Bedeutung der Material- Gewebe- Kontaktfläche lässt die primäre Charakterisierung der Materialoberfläche anstatt derer des gesamten Werkstücks sinnvoll erscheinen. Hryniewicz, Rokicki und Rokosz beschrieben 2008 die Korrosionsfestigkeit der Oberfläche als den wichtigsten Parameter für Biokompatibilität im Rahmen der Anwendungen metallischer Feststoffe im menschlichen Körper [48]. Speziell für endovaskuläre Stents ist ein signifikanter Einfluss der Oberflächenqualität auf die Biokompatibilität gezeigt worden [74], [75]. Dem Korrosionsverhalten wiesen Shih, Lin und Chung 2000 dabei eine eminente Bedeutung zu [72].

Der nachweisliche Einfluss der Bearbeitung eines Werkstückes bis hin zum Endprodukt auf dessen Korrosionsverhalten [8], [69] zeigt die Notwendigkeit, eben dieses anstelle eines Prüfkörpers aus der gleichen Legierung zu untersuchen. Bereits 1999 forderte Venugopalan die Berücksichtigung dieses Umstandes bei der Untersuchung von Stents [66].

Problemstellung

Palmaz, Bailey, Marton et al. problematisierten 2002 zudem das Vorhandensein industrieller Verunreinigungen auf Stentoberflächen [76], was die genannte Forderung unterstreicht.

Die mögliche Bedeutung von Inhomogenitäten in der Oberflächenzusammensetzung für auftretende Korrosion [35] erfordert zudem punktuelle Messungen an mehreren Stellen. Immersionstests erscheinen insofern wenig geeignet. Eine 1999 von Venugoparlan beschriebene Fixatur zur Anwendung potentiodynamischer Polarisation auf Stents arbeitete ebenfalls mit einer vollständigen Benetzung durch den Elektrolyten [66]. Auch die Erfassung großer Messflächen ist potentiell ungünstig. In der Literatur angegebene Werte hierfür variieren beispielsweise zwischen 4,51cm^2 [51], 2,3cm^2 [50], 1cm^2 [45] und 0,25cm^2 [47]. Grundsätzlich ist die Detektion von Inhomogenitäten umso schwieriger, je größer die betrachtete Fläche ist. Im Falle metallischer Stents ergeben sich hieraus jedoch Probleme.

Stentstreben weisen zur Gewährleistung einer großen Flexibilität und einer möglichst geringen Einengung des Gefäßlumens eine möglichst kleine Dimensionierung auf. Die Firma B. Braun beispielsweise weist diese in den Produktinformationen für ihren CoCr- Stent Coroflex® Blue mit 65µm [77], für das System Coroflex® Blue Ultra sogar mit lediglich 50µm aus [78]. Die Ausmessung der Strebenbreite eines Coroflex® FeCrNi- Stents derselben Firma anhand in Abbildung 1 gezeigter rasterelektronenmikroskopischer Aufnahme ergab einen ungefähren Wert von 78µm. Eine hypothetische kreisrunde Messfläche auf einer entsprechenden Strebe hat demnach eine Fläche in der Größenordnung von 0,00005cm² bei Ausnutzung der gesamten Breite. Bezogen auf die vorab gemachten Angaben beläuft sich der Unterschied auf vier bis fünf Zehnerpotenzen. Die gängige Fläche der Arbeitselektrode des MCS liegt vergleichsweise im Bereich von 0,005cm²

Problemstellung

bis 0,008cm² [17]. Vor Durchführung elektrochemischer Messungen auf Kleinstoberflächen wie Stentstreben ist folglich eine Modifikation des Systems erforderlich.

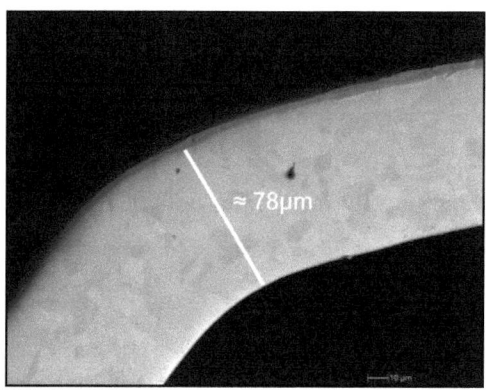

Abb. 1: Stentstrebe FeCrNi, Rasterelektronenmikroskop (500x), Rückstreuelektronenbild bei 10kV

Neben der genannten Größenanpassung der Arbeitselektrode ergeben sich im Weiteren spezielle Anforderungen an die apparative Ausstattung des Messplatzes. Bereits die exakte Positionierung der Elektrode auf einer vorab festgelegten Stelle des Strebengeflechtes des Stents sowie die Überprüfung des Vorhandenseins eines Elektrolytkontaktes sind in Anbetracht der genannten Größenordnung makroskopisch unmöglich. Daraus ergibt sich die Notwendigkeit der Platzierung der Elektrode und die anschließende Durchführung der Messungen unter Nutzung optischer Vergrößerungshilfen, beispielsweise eines Mikroskops. Dies wiederum macht eine Apparatur erforderlich, welche im Rahmen der Elektrodenplatzierung eine dreidimensionale Bewegung des Stents gegen die Elektrode oder umgekehrt erlaubt. Gleichzeitig sind eine sichere Fixierung während der Messungen sowie eine Ableitung der zu messenden Ströme durch den Potentiostaten zu gewährleisten.

Problemstellung

Neben den genannten apparativ- technischen Aspekten ergibt sich ein weiteres Problem bei der Nutzung elektrochemischer Charakterisierungsverfahren im Zusammenhang mit Biokompatibilität. Dieses besteht in der Auswahl der Elektrolytlösung für die Messungen. Yang, Chui und Lee erwähnten 2011 neben den bereits aufgezeigten Wechselwirkungen zwischen den Oberflächeneigenschaften eines Materials und der biologischen Reaktion auf dieses auch eine Beeinflussung des Verhaltens der Oberfläche durch das physiologische Medium [79]. Dies impliziert einen Einfluss auf das Resultat elektrochemischer Messungen durch das Milieu, in welchem diese durchgeführt werden. Daher erscheint die Übertragung von Ergebnissen auf die tatsächlichen Verhältnisse im menschlichen Körper nur begrenzt möglich, wenn einfach zusammengesetzte Medien wie physiologische Kochsalzlösung verwendet werden. Nutzt man jedoch Serum oder Plasma, ergeben sich aufgrund der komplexen Komposition Schwierigkeiten in der Interpretation der Ergebnisse im Detail. Daher ist es von praktischem Interesse herauszufinden, ob und inwiefern es zwischen unterschiedlich komplexen Lösungen Unterschiede auf der Ergebnisebene gibt.

Die bereits behandelten Schlussfolgerungen von Windecker, Mayer, De Pasquale et al. (2001) [18] unterstreichen die Bedeutung elektrochemischer Untersuchungen zur Vertiefung des Verständnisses der Interaktion von Implantat und Körper. Anforderungen an diese konnten herausgearbeitet und für Stents spezifiziert werden. Dem gegenüber ist jedoch festzustellen, dass diese Bedingungen vom Großteil der im vorherigen Abschnitt aufgeführten Untersuchungen nicht erfüllt werden. Hieraus lässt sich ein Bedarf an einer elektrochemischen Charakterisierungsmethode, welche die genannten Implikationen umsetzt, ableiten. Darüber hinaus verdeutlichen die Ergebnisse morphologischer Untersuchungen ihren Stellenwert. Allerdings ist die Aussagekraft der

Problemstellung

Methoden limitiert, da sie vorrangig das Resultat der Korrosion, nicht jedoch ihren Ablauf erfassen. Ihre Kombination mit elektrochemischer Analytik erscheint jedoch sinnvoll.

4 Aufgaben und Zielstellung

Anliegen der vorliegenden Arbeit war die Erarbeitung und Erprobung einer elektrochemischen Charakterisierungsmethode. Dabei galt es, punktuelle Messungen auf Stentoberflächen im Endzustand zu ermöglichen. Entsprechend der Problemstellung, welche die Anwendung analytischer Verfahren auf Kleinstoberflächen impliziert, stellte sich zunächst die Aufgabe der Adaptation des MCS sowie des Aufbaus eines Messplatzes, welcher die genannten Anforderungen erfüllt. Es galt dabei zu überprüfen, ob die notwendige Reduktion der Messfläche technisch umsetzbar bzw. die verwendete analytische Technik ausreichend sensitiv für die Untersuchung von Mikroflächen ist. Im Weiteren war die Frage nach der Praktikabilität der Methode sowie der Reproduzierbarkeit ihrer Ergebnisse zu beantworten. Die Betrachtung verschiedener Legierungen einerseits sowie mehrerer Messflächen pro Stent andererseits diente der Klärung, ob und inwiefern Unterschiede auf beiden Ebenen, sofern vorhanden, detektiert werden können. Zusätzlich wurden die dilatierbaren Stents im Zustand vor und nach Dilatation untersucht, um das Vorhandensein bzw. die Nachweisbarkeit eines an anderer Stelle beschriebenen Einflusses mechanischer Deformation auf das Korrosionsverhalten [80] zu prüfen.

Weiterführend war zu evaluieren, ob und in welcher Größenordnung die Messergebnisse zwischen verschiedenen Elektrolyten differieren bzw. diese Unterschiede erfasst werden können. Hierzu wurden Lösungen aufsteigender Komplexität verwendet. Die Notwendigkeit der Nutzung komplex zusammengesetzter Elektrolyte, im Idealfall Plasma oder Serum, für die Gewinnung von auf in- vivo- Verhältnisse übertragbare Daten galt es anschließend zu diskutieren.

Zusammenfassend erfolgte eine vergleichende Charakterisierung der betrachteten Kombinationen aus Material, Dilatationszustand und

Aufgaben und Zielstellung

Elektrolyt. Die erfassten elektrochemischen Daten wurden ferner den Ergebnissen ergänzender morphologischer Untersuchungen via Rasterelektronenmikroskop inklusive quantitativer elementarer Oberflächenanalytik gegenübergestellt. Die Anwendung entsprechender Verfahren erfolgte im Nativzustand und nach Applikation der Messzelle. Ziel war dabei, neben der Suche nach mikroskopischen Korrosionszeichen, das Auftreten von Veränderungen in der elementaren Oberflächenzusammensetzung zu überprüfen. Die Resultate wurden einerseits in dem Kontext Korrosionsverhalten vs. Biokompatibilität, andererseits mit dem Ziel der Validierung der Methode im Zusammenhang mit den Ergebnissen aus den bereits dargestellten Untersuchungen anderer Autoren diskutiert. Die eingeschränkte Vergleichbarkeit der vorliegenden Untersuchungen fand bereits Erwähnung und ist hierbei zu berücksichtigen.

Neben einer abschließenden Bewertung der Möglichkeiten und Grenzen des adaptierten MCS für die elektrochemische Charakterisierung von Stents fanden auch Aussichten auf die Weiterentwicklung der untersuchten Methode Darstellung.

Als Arbeitshypothese kann formuliert werden, dass bei erfolgreicher Umsetzung der Systemadaptation die Anwendung elektrochemischer Messmethoden auf Stents mit reproduzierbaren Resultaten möglich ist. Die Praktikabilität bleibt indes zu prüfen. Bezüglich der Ergebnisse verschiedener Legierungen und Elektrolytlösungen werden Unterschiede erwartet. Auch ist anzunehmen, dass innerhalb eines Stents Varianzen im Sinne von Hinweisen auf Inhomogenitäten auftreten. Schlussendlich wird eine weitestgehende Übereinstimmung mit der Datenlage aus der einschlägigen Literatur, sofern vergleichbar, erwartet.

5 Statistik

Die elektrochemische Analytik im Anwendungsbereich der Untersuchung einzelner Mikroflächen bedarf lediglich weniger ausgewählter statistischer Methoden. Der Grund dafür liegt in der Notwendigkeit, primär jeden Messwert einzeln zu interpretieren [17]. Dem liegt die Eigenheit der Korrosion zugrunde, wonach beispielsweise zwei solitär auftretende Inhomogenitäten auf einem Werkstück im Sinne einer galvanischen Kopplung einen Korrosionsprozess mit resultierender Zerstörung des selbigen auslösen können. Folglich sind gemessene Einzelunterschiede innerhalb eines Prüfkörpers unter Berücksichtigung möglicher Fehlerquellen, unabhängig ihrer statistischen Signifikanz, von potentieller Bedeutung. Für den hypothetischen Fall, dass sich n Messstellen auf einem Metallkörper bezogen auf den Wert eines Parameters x in ihrer Häufigkeit statistisch normal verteilen, sind also für das Korrosionsverhalten unter Umständen eben die extremen Abweichungen von x und nicht die am häufigsten vorkommenden Werte relevant. Eine Verarbeitung der Daten mit Hilfe statistischer Verfahren ist folglich nur begrenzt sinnvoll.

Anderweitig ergibt sich für unterschiedliche Materialien die Notwendigkeit des Vergleichs von Mittelwerten aus Gründen der Praktikabilität. In der vorliegenden Arbeit wurde in entsprechenden Fällen mit dem arithmetischen Mittel unter Angabe der Standardabweichung gearbeitet. Eine Varianzanalyse (Einwege ANOVA) erfolgte nach Überprüfung auf Normalverteilung (Shapiro- Wilk- Test) mit Hilfe der Software Origin Pro® 7.5G (OriginLab Corporation, Northhampton, MA, USA). Hierbei wurde eine statistische Signifikanz für $p<0,05$ zugrunde gelegt.

In diesem Kontext ist ein technisch- apparativer Aspekt im Zusammenhang mit rechnergestützten elektrochemischen Messungen erwähnenswert.

Statistik

Dieser sei am Beispiel der zyklischen Voltametrie erläutert. Das Verfahren wird auf Seite 31 detailliert beschrieben. Die einzelnen Punkte eines gemessenen Nettostromes I [A] in Abhängigkeit eines sich zyklisch ändernden Potentials E [V] sind Mittelwerte über die Zeit. Der Computer errechnet dabei entsprechend einer festgelegten Taktung den Punktwert für I gemittelt über ein festes Zeitintervall. In analoger Weise gilt dies für die weiteren verwendeten Messverfahren.

6 Material und Methode

6.1 Legierungen und Stents

Entsprechend der Zielstellung erfolgte zunächst die Auswahl dreier unbeschichteter, nicht resorbierbarer, metallischer Stents (BMS) aus verschiedenen Legierungen. Hierbei fiel die Wahl auf einen selbstexpandierenden peripheren Stent aus einer Nickel- Titan- Legierung (DynaLink®, 7x28mm, Guidant, Gießen, Deutschland) sowie auf zwei ballondilatierbare Coronarstents aus chirurgischem Edelstahl 316L bzw. einer Eisen- Chrom- Nickel- Legierung (Coroflex® 3x25mm, B. Braun, Melsungen, Deutschland) und einer Kobalt- Chrom- Legierung (Coroflex® Blue 3x33mm, B. Braun, Melsungen, Deutschland). Somit handelt es sich bei allen untersuchten Materialien um Nichtedelmetalllegierungen.

Das Herstellungsprinzip aller drei Stentsysteme ist gleich. Aus einem zylindrischen Hohlkörper entsteht mittels Laserschneiden der Stent. Anschließend wird das Produkt elektrochemisch poliert. Strukturell besteht das Strebennetzwerk des NiTi- Stents aus längsverstrebten Kronen. Der FeCrNi- Stent setzt sich aus sinusförmigen Ringelementen mit Verbindungsstreben [81], der CoCr- Stent aus kronenförmigen Ringen, welche von modularen Zellen gebildet werden, zusammen [77].

FeCrNi wurde ausgewählt, da es sich um das am häufigsten verwendete Material handelt [82] und daher von einigen Autoren als „Goldstandard" bezeichnet wird [83]. In anderen Literaturstellen werden FeCrNi (speziell 316L) und NiTi als am weitesten verbreitete Stentmaterialien zusammengefasst [49]. CoCr wurde als dritte Legierung gewählt, da in der erwähnten Mikrodimensionierung der Stentstreben eine besondere Herausforderung für die praktische Durchführung der Messungen und die Systemtechnik besteht.

Material und Methode

6.2 Adaptation des MCS und Versuchsaufbau

Zur Verkleinerung der Messfläche und somit der Arbeitselektrode erfolgte die Umgestaltung des MCS derart, dass Pipettenspitzen mit einer Kreisfläche von 0,00098cm² verwendet werden konnten. Die somit erzielte Flächenreduktion auf unter 20% der eingangs genannten Größenordnung [17] zeigte im Rahmen erster Probemessungen ein ungünstiges Signal-Rausch- Verhältnis, insbesondere in der zyklischen Voltametrie. In diesem Zusammenhang erfolgte die Erdung des gesamten Versuchsaufbaues über den Potentiostaten.

Da die Fläche der Arbeitselektrode (AE) nicht exakt berechnet werden kann, wird diese in der vorliegenden Arbeit vereinfachend mit der oben genannten Fläche der Messspitze gleichgesetzt. Tatsächlich ergeben sich bei der eigentlichen AE, im Sinne der mit Elektrolyt benetzten Fläche, Abweichungen zwischen unterschiedlichen Messstellen eines Stents sowie zwischen den verschiedenen Stentarten. Die erstgenannten Diskrepanzen sind in der unterschiedlichen Strebenkonfiguration der verschiedenen Messstellen sowie nie einheitlich zu gewährleistender Benetzung begründet. Der ungleiche Strebendurchmesser der einzelnen Stentsysteme bedingt letztgenannte Abweichungen. Insgesamt liegt der Durchmesser der Messspitze noch deutlich über den im Rahmen der Problemstellung diskutierten Flächen, welche sich aus den Strebenabmessungen ergeben. Das Resultat erscheint jedoch als Kompromiss zwischen der Verkleinerung der Arbeitselektrode und der daraus resultierenden Probleme, wie einem ungünstigen Signal- Rausch-Verhältnis, praktikabel.

Der Messplatz wurde derart gestaltet, dass unter Sicht durch ein Auflichtmikroskop (5- 50x) der Stent gegen die starr befestigte Elektrode bewegt werden konnte. Dies war durch Fixierung des Stents über eine

Material und Methode

Kontaktklemme, welche mit einem horizontal und vertikal beweglichen Objekttisch verbunden war, möglich. Eine Isolierung trennte Kontaktklemme und Tisch. Die Messfläche wurde mit einem LED- Ring am Objektiv des Mikroskops ausgeleuchtet. Eine Übersicht des Messplatzes gibt Abbildung 2.

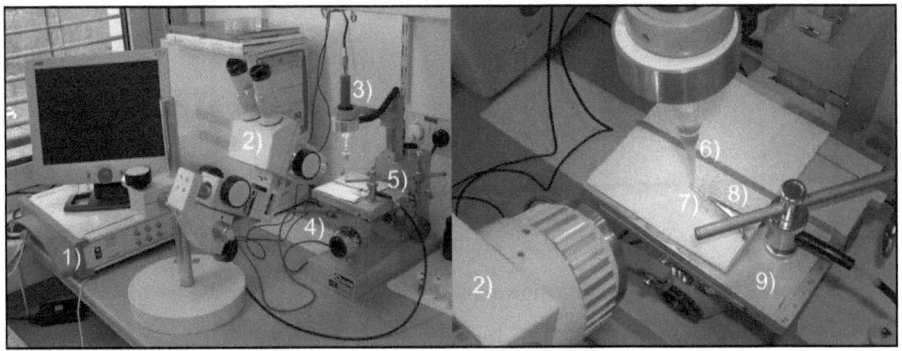

Abb. 2: links: Übersicht Messplatz mit 1) Potentiostat und Computer, 2) Auflichtmikroskop, 3) MCS, 4) Erdung, 5) Fixation für MCS mit beweglichem Tisch; rechts: Detail mit 6) Elektrolytkammer (oben) und Pipettenspitze (unten) des MCS, 7) Stent, 8) Kontaktklemme, 9) Objekttisch

Anfangs traten vermehrt Elektrolytaustritte während der Messungen auf, weshalb eine Erweiterung des Versuchsaufbaus um einen Aspirationsmechanismus erfolgte. Dazu wurde an die Elektrolytkammer der Messzelle ein Polyethylenschlauch angeschlossen und mit einer Kolbenspritze verbunden. Der Kolben wurde starr fixiert, während der Zylinder der Spritze über einen Drehmechanismus beweglich war. Somit konnte bei einem sich andeutenden Elektrolytaustritt dosiert ein Unterdruck in der Elektrolytkammer erzeugt werden, um ein Austreten zu verhindern (siehe Abbildungen 3 und 4).

Material und Methode

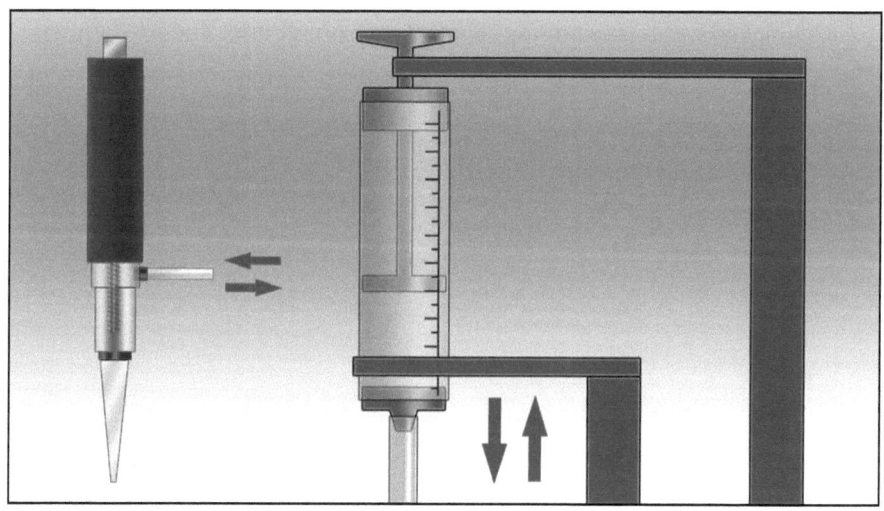

Abb. 3: Aspirationsmechanismus schematisch, links: MCS; rechts: Spritze mit fixiertem Kolben und feinmechanisch beweglichem Zylinder, Verbindung über Polyethylenschlauch

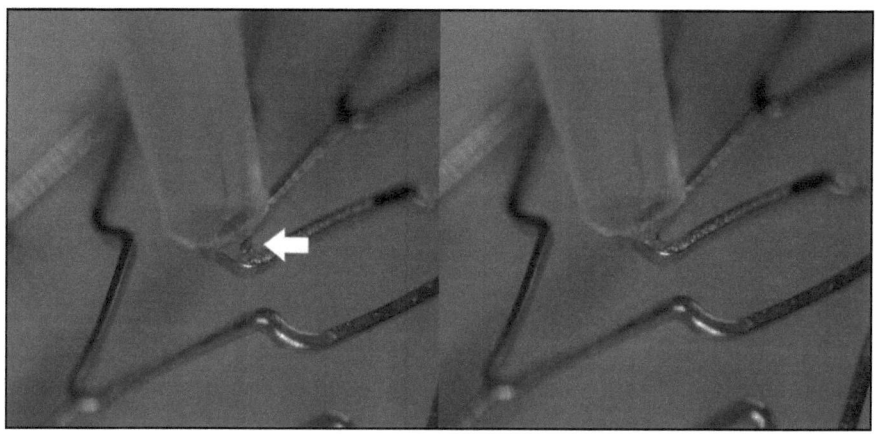

Abb. 4: NiTi- Stent mit 1%NaCl, Auflichtmikroskop (25x), links: beginnender Elektrolytaustritt (siehe Pfeil); rechts: nach Aspiration

6.3 Elektrochemische Messungen

Für die elektrochemischen Messungen wurde das adaptierte MCS in Kombination mit einem Potentiostaten (PGZ- 402, Radiometer Analytical SAS, Villeurbanne Cedex, Frankreich) verwendet. Dessen Programmierung sowie die Messdatenerfassung erfolgten computergestützt mit Hilfe der Software VoltaMaster® 4 (Radiometer Analytical SAS, Villeurbanne Cedex, France).

Die im Weiteren aufgeführten Untersuchungsverfahren erfolgten nach Platzierung der Pipettenspitze des MCS auf der jeweiligen Messstelle des Stents und Kontaktherstellung mit dem Elektrolyten ohne Unterbrechung entsprechend der zuvor programmierten Abfolge. Diese begann mit der Aufzeichnung des Ruhepotentials, anschließend der eines zyklischen Voltamogramms und schloss mit der Durchführung einer elektrochemischen Impedanzspektroskopie ab. Die Messungen erfolgten bei Zimmertemperatur.

Als Elektrolytlösungen fanden physiologische Kochsalzlösung (Eigenansatz), eine phosphatgepufferte Salzlösung (Dulbecco´s PBS ohne Ca2+ und Mg2+, Biochrom AG, Berlin, Deutschland) sowie Serum (humanes Poolserum, PAN- Biotech GmbH, Aidenbach, Deutschland) Anwendung.

Physiologische Kochsalzlösung setzt sich zu je 154mmol/l Na^+ und Cl^- (1%NaCl) in wässriger Lösung zusammen und weist einen pH- Wert von 7,0 auf. PBS besteht aus 3,2mmol/l Na_2HPO_4, 0,5mmol/l KH_2PO_4, 1,3mmol/l KCl sowie 135mmol/l NaCl. Der pH- Wert liegt bei 7,4. Die Zusammensetzung von humanem Serum ist ungleich komplexer und soll an dieser Stelle lediglich in groben Zügen wiedergegeben werden. Sie entspricht prinzipiell der von Blutplasma ohne die physiologischerweise darin enthaltenen 4% Fibrinogen. Serum ist eine wässrige Lösung.

Material und Methode

Proteine machen 7- 8% aus, wovon ca. 60- 80% auf Albumin entfallen. Die verschiedenen Globuline (α1, α2, β, γ) machen in Summe etwa 20- 40% aus. Weitere organische Stoffe sind unter anderem Kohlenhydrate, Peptide und Aminosäuren, Lipide sowie im Speziellen Hormone und Enzyme. Hinzu kommen gelöste Gase, diverse anorganische Verbindungen und Ionen. Letztere sind vorrangig ca. 135mmol/l Na^+, 4mmol/l K^+, 2,5mmol/l Ca^{2+}, 1mmol/l Mg^{2+}, 105mmol/l Cl^-, 25mmol/l HCO_3^-, 1mmol/l PO_4^{3-}. Der pH-Wert entspricht mit 7,4 dem von PBS [84]. Das Poolserum stammte von humanen, gesunden Spendern. Es wurde in tiefgefrorenem Zustand geliefert und entsprechend der Herstellerangaben aufgetaut, gelagert und verwendet.

Vor Durchführung der Messungen erfolgte, wie in Abbildung 5 gezeigt, die Kennzeichnung der ausgewählten Messstellen mittels wasserfester Farbmarkierungen. Diese gewährleisten das Wiederauffinden der betreffenden Stellen im Rahmen weiterer Untersuchungsverfahren und die sichere Platzierung der Messspitze des MCS. Dabei wurden wiederkehrend verschieden konfigurierte Bereiche des jeweiligen Strebengeflechtes ausgewählt.

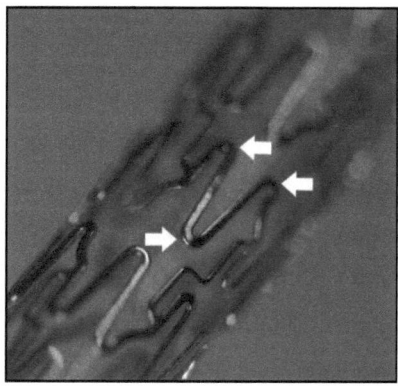

Abb. 5: CoCr- Stent, Auflichtmikroskop (25x), Pfeil links: Messstelle, Pfeile rechts: wasserfeste Farbmarkierungen (grün)

Material und Methode

Für die Überprüfung der Reproduzierbarkeit elektrochemischer Messungen hat sich deren Durchführung auf mindestens drei Messstellen pro Material- Elektrolyt- Kombination etabliert [69]. Auf dem selbstexpandierenden NiTi- Stent wurden zur Messung mit den verschiedenen Lösungen demnach je drei Stellen markiert. Somit ergaben sich in Summe neun Messstellen. Für die dilatierbaren FeCrNi- und CoCr- Stents wurden pro Elektrolyt sechs Messstellen gekennzeichnet, um jeweils drei Stellen im Zustand vor und drei im Zustand nach Dilatation untersuchen zu können. Für die genannten Materialien ergaben sich demnach 18 Stellen pro Legierungstyp. Sämtliche Messungen auf dem NiTi- Stent wurden auf einem Exemplar (Stent „K") durchgeführt. Für die Untersuchung des FeCrNi- und des CoCr- Stents standen je drei Exemplare zur Verfügung (FeCrNi: Stents „O, Q, U"; CoCr: Stents „R, S, T"). Jedem Elektrolyt wurde jeweils eines der Exemplare zugeordnet. Tabelle 2 gibt eine Übersicht über die Messstellenzuordnung. Die drei Stellen auf Stent K mit 1%NaCl weisen eine abweichende Nummerierung auf, da die betreffenden Versuche wegen eines Softwarefehlers wiederholt werden mussten.

Nach Abschluss der Messungen auf den FeCrNi- und CoCr- Stents im undilatierten Zustand wurden diese mit Hilfe eines passenden Ballonkatheters mit dem vom Hersteller angegebenen Druck dilatiert und die weiteren Untersuchungen durchgeführt.

Material und Methode

Tab. 2: verwendete Stents und Verteilung der Messflächen auf die verwendeten Elektrolyte

Legierung	Stent	Elektrolyt	Messstellen
NiTi	K	1%NaCl	10- 12
		PBS	4- 6
		Serum	7- 9
FeCrNi	O	1%NaCl	undilatiert: 1- 3; dilatiert: 4- 6
	Q	PBS	undilatiert: 1- 3; dilatiert: 4- 6
	U	Serum	undilatiert: 1- 3; dilatiert: 4- 6
CoCr	R	1%NaCl	undilatiert: 1- 3; dilatiert: 4- 6
	S	PBS	undilatiert: 1- 3; dilatiert: 4- 6
	T	Serum	undilatiert: 1- 3; dilatiert: 4- 6

6.3.1 Aufbau und Funktionsweise des MCS

Das Mini- Cell- System gehört zur analytischen Mikrosystemtechnik. Vorteile gegenüber alternativen Systemen und Methoden zur Erfassung von elektrochemischem Verhalten bestehen in der einfachen Handhabung, im geringen Zeitbedarf einzelner Messungen, in der guten Reproduzierbarkeit der Ergebnisse sowie in der weitgehend zerstörungsfreien Analyse der Werkstückoberfläche [17]. Die beiden erstgenannten müssen jedoch im Rahmen der dargestellten Adaptation des Systems in gewissem Maße relativiert werden, da sich hier ein erhöhter Aufwand bezüglich der praktischen Anwendung ergibt.

Wie in Abbildung 6 dargestellt, handelt es sich bei dem MCS um ein klassischerweise in der Elektrochemie angewandtes System, bestehend aus drei Elektroden. Diese sind die Arbeits- (AE), Referenz- (RE) und Gegenelektrode (GE). Zwischen AE und RE stellt sich ein definiertes Potential (E [V]) ein, sodass der fließende Strom (I) zwischen AE und GE gemessen werden kann.

Abbildung 7 zeigt den konstruktiven Aufbau des MCS. Im Kopfteil befinden sich RE, GE sowie der Steckkontakt für beide Elektroden. Im vorliegenden Fall dient als Referenz eine gesättigte Kalomel- bzw. Hg_2Cl_2- Elektrode (SCE). Die GE besteht aus einem gewickelten Pt- Draht. Der Körper stellt die Elektrolytkammer dar, in welche die GE hineinragt. Angeschlossen an den Körper ist der Aspirationsmechanismus, welcher sowohl die Befüllung des Hohlraumes mit Elektrolyt, als auch hydropneumatisch das Verhindern eines Elektrolytaustritts während der Messungen ermöglicht. Befüllt wird die Elektrolytkammer mit einem Volumen von minimal 2ml bis maximal 5ml Lösung. An der dem Kopf gegenüberliegenden Seite des Körpers befindet sich die Messspitze. Alle Komponenten sind gasdicht miteinander verbunden. Die AE entspricht der Messfläche auf dem zu untersuchenden Werkstück. Durch Benetzung dieser Fläche mit dem Elektrolyten wird ein leitender Kontakt zwischen AE und GE hergestellt. Für die exakte Kontaktmorphologie wurden von Müller 2008 verschiedene Modifikationen beschrieben [17]. In der vorliegenden Arbeit wurde immer mit aufgesetzter Spitze im Sinne eines Direktkontaktes gearbeitet.

Material und Methode

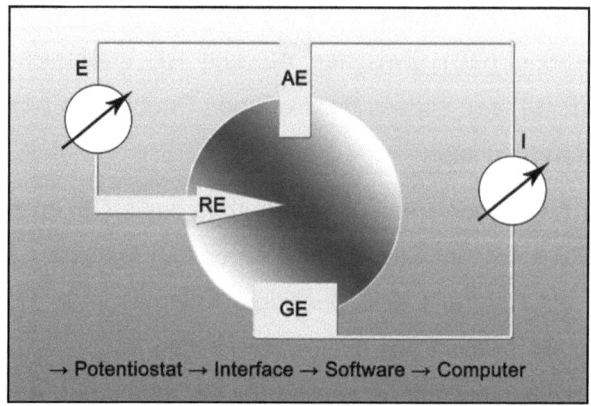

Abb. 6: schematischer Aufbau des MCS mit Arbeits- (AE), Referenz- (RE) und Gegenelektrode (GE) sowie angekoppelter Komponenten (nach Müller 2008 [17])

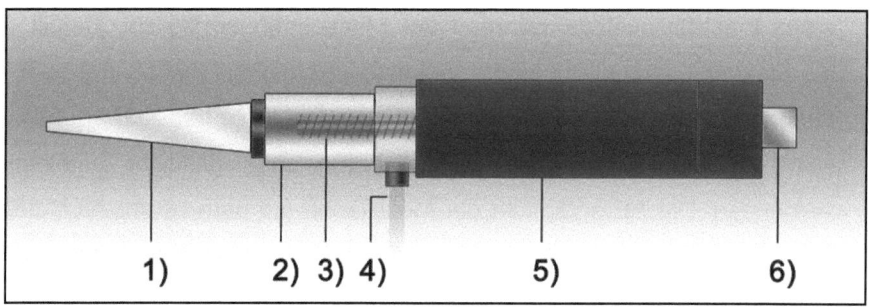

Abb. 7: Bestandteile des MCS mit 1) Messspitze, 2) Körper, 3) Pt- Draht (GE) in Elektrolytkammer hineinragend, 4) Anschluss des Aspirationsmechanismus, 5) Kopf, 6) Steckkontakt (nach Müller 2008 [17])

Im Rahmen elektrochemischer Reaktionen kommt es an der Oberfläche der AE zu Schichtbildungen. Bei der Entstehung löslicher Reaktionsprodukte diffundieren diese jedoch nicht in nennenswertem Maße von der Oberfläche weg [17]. Das MCS erlaubt somit eine vergleichsweise präzise Charakterisierung der elektrochemischen Verhältnisse von Kleinstoberflächen.

Material und Methode

6.3.2 *Ruhepotential*

Als Ruhepotential (OCP bzw. E_{OCP} [V]) wird das Potential einer Elektrode in Bezug zu einer festgelegten Referenzelektrode bezeichnet. Beim MCS entspricht dieses dem Potential zwischen AE und RE. Es wird über eine definierte Zeit bei offenem Stromkreis gemessen, sodass kein Strom zwischen AE und GE fließt.

Aus dem OCP können Rückschlüsse über den Ausgangszustand der zu untersuchenden Oberflächen gezogen werden. Insbesondere ist von Interesse, ob und inwiefern sich verschiedene Messstellen in Ihrem Potenzial unterscheiden. So sind beispielsweise Aussagen über die Homogenität der Oberflächeneigenschaften innerhalb eines einzelnen Stents möglich.

Gemessen wurde das OCP über einen Zeitraum von vier Minuten, wobei die Dauer einer Periode auf eine Sekunde festgelegt wurde. Dies entspricht einer Verrechnung der über eine Sekunde gemessenen Potentiale via Mittelwertbildung zu einem Messwert.

6.3.3 *Zyklische Voltametrie*

Die zyklische Voltametrie ist ein Verfahren zur Aufzeichnung von Polarisationskurven, aus denen sich Hinweise auf an der Oberfläche eines Prüfkörpers ablaufende Reaktionen und somit auf das Korrosionsverhalten ableiten lassen [17]. Polarisationskurven stellen den fließenden Nettostrom (I [A] bzw. i [A/cm^2]) zwischen AE und GE in Abhängigkeit des sich ändernden Potentials (E [V] vs. SCE) der AE dar. Die Darstellung erfolgt üblicherweise halblogarithmisch. Aus den Kurven können neben einer Bewertung der einzelnen charakteristischen Kurvenabschnitte auch spezifische Parameter rechnerisch ermittelt werden. Näheres dazu wird im

Rahmen der Auswertung der elektrochemischen Messungen auf Seite 32ff erläutert.

Vor Beginn der zyklischen Polarisation erfolgte ausgehend von einem Gegenelektrodenpotential von 0mV zunächst eine kathodische Polarisation, um durch Reduktion gegebenenfalls auf der Oberfläche vorhandene Oxide zu entfernen und die Messfläche zu entlüften. Dabei reagiert in Oberflächennähe befindlicher gelöster Sauerstoff mit Wasserstoff als Elektrolyseprodukt zu Wasser und wird so entfernt [17]. Auf diese Weise werden für alle untersuchten Flächen weitgehend vergleichbare Ausgangszustände vor Durchführung der CV gewährleistet.

Die Polarisation erfolgte schließlich über fünf Zyklen jeweils ausgehend von -1,2V kathodisch bis +1,5V anodisch und umgekehrt. Die Veränderung des Potentials der AE erfolgte mit einer Rate von 10mV/sec. Am Ende der CV erfolgte die automatische Öffnung des Stromkreises zur Unterbrechung des Stromflusses bei einem Potential von 0V.

6.3.4 Impedanzspektroskopie

Der Grundgedanke der elektrochemischen Impedanzspektroskopie (EIS) ist die modellhafte Darstellung elektrochemischer Eigenschaften einer Oberfläche in Form äquivalenter elektrischer Schaltkreise [6].

Die Impedanz (Z [Ω^*cm^2]) wird als Verzögerung eines Stroms durch die Lösung und die zu untersuchende Oberfläche bei Applikation einer sinusförmigen Wechselspannung gemessen. Diese weist eine Amplitude von 10mV bis 20mV, üblicherweise bezogen auf das Ruhepotential, auf [6]. Im vorliegenden Protokoll wurde dieses automatisch und unabhängig von dem eingangs gemessenen OCP vor Durchführung der EIS ermittelt. Die Amplitude der Sinusfunktion wurde auf 10mV festgelegt. Bei drei verschiedenen Frequenzbereichen (100mHz bis 17,875Hz; 1Hz bis 1kHz;

Material und Methode

1kHz bis 100kHz) erfolgte die Erfassung des Phasenwinkels (Φ bzw. Phase [°]) als Verzögerung des resultierenden Stroms. Das zeitabhängige Signal wird grundsätzlich rechnerisch in ein frequenzabhängiges Signal umgewandelt und die Impedanz ermittelt [6]. Dies erfolgte automatisch durch die Software VoltaMaster® 4. Die mathematischen Hintergründe wurden von Moisel, Mele und Müller 2008 [6] dargestellt. Hier soll auf diese nicht weiter eingegangen werden.

Die graphische Darstellung erfolgt in Form verschiedener Plots. Der Nyquist- Plot stellt die imaginäre Impedanz (Z_{imag} [Ω^*cm^2]) in Abhängigkeit der realen Impedanz (Z_{real} [Ω^*cm^2]) dar. Die resultierende Kurve entspricht der Impedanz in ihrer Frequenzabhängigkeit. Im Bode 1- Plot werden die gesamte Impedanz (Z_{ges} [Ω^*cm^2]) und der Phasenwinkel (Φ bzw. Phase [°]) in Abhängigkeit des Logarithmus der Frequenz (f bzw. Freq [Hz]) dargestellt. Die Auftragung der Kapazität (C bzw. Capac [F]) gegen den Logarithmus der Frequenz (f bzw. Freq [Hz]) wird als Bode 2- Plot bezeichnet. Rückschlüsse auf das äquivalente Schaltbild können gezogen werden. Ein Kondensator weist beispielsweise einen Phasenwinkel von -90° auf. Bei einem ohmschen Widerstand beträgt dieser 0°. Innerhalb des passenden Schaltmodells können ferner dessen Variablen berechnet werden. Dies wird als Fitting bezeichnet. Aussagen zu elektrochemischen Oberflächencharakteristika können so getroffen werden. Grundsätzlich gilt, dass Prozesse im Hochfrequenzbereich der EIS kinetisch kontrolliert sind. Diffusionskontrollierte Vorgänge bilden sich hingegen im niedrigfrequenten Bereich ab [6].

6.3.5 Auswertung

Die gewonnenen Rohdaten aus OCP, CV und EIS wurden im Format ASCII gespeichert. Die OCP- Kurven wurden direkt im Programm VoltaMaster® 4 dargestellt und deskriptiv bezüglich der Einstellung eines konstanten Potentials über die Zeit verglichen. Abbildung 8 zeigt einen exemplarischen Verlauf.

Material und Methode

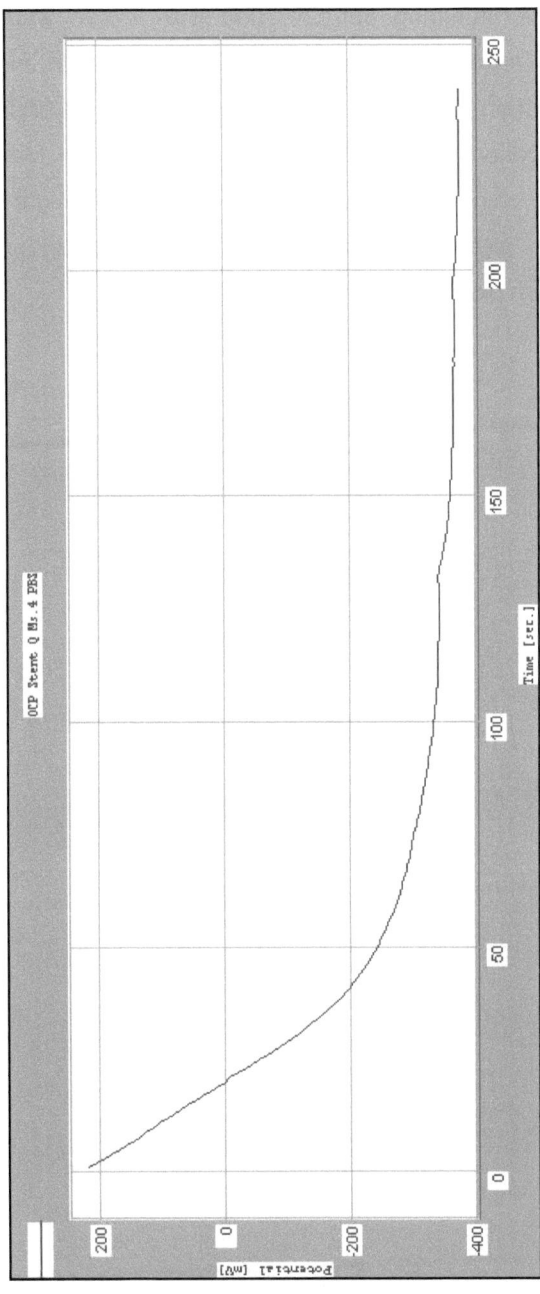

Abb. 8: exemplarische OCP- Kurve eines FeCrNi- Stents mit PBS (Stent Q, Ms. 4)

Material und Methode

Zur Weiterverarbeitung der CV- und EIS- Daten wurden diese in das Programm Origin Pro® 7.5G (OriginLab Corporation, Northhampton, MA, USA) importiert. Zyklische Voltamogramme mit Überlagerung der fünf erfassten Zyklen wurden für alle 45 untersuchten Messflächen erstellt. Abbildung 9 zeigt dies beispielhaft. Im Weiteren erfolgte die vergleichende Darstellung exemplarischer Kurven der verschiedenen Legierungen getrennt nach den drei verwendeten Elektrolyten.

Material und Methode

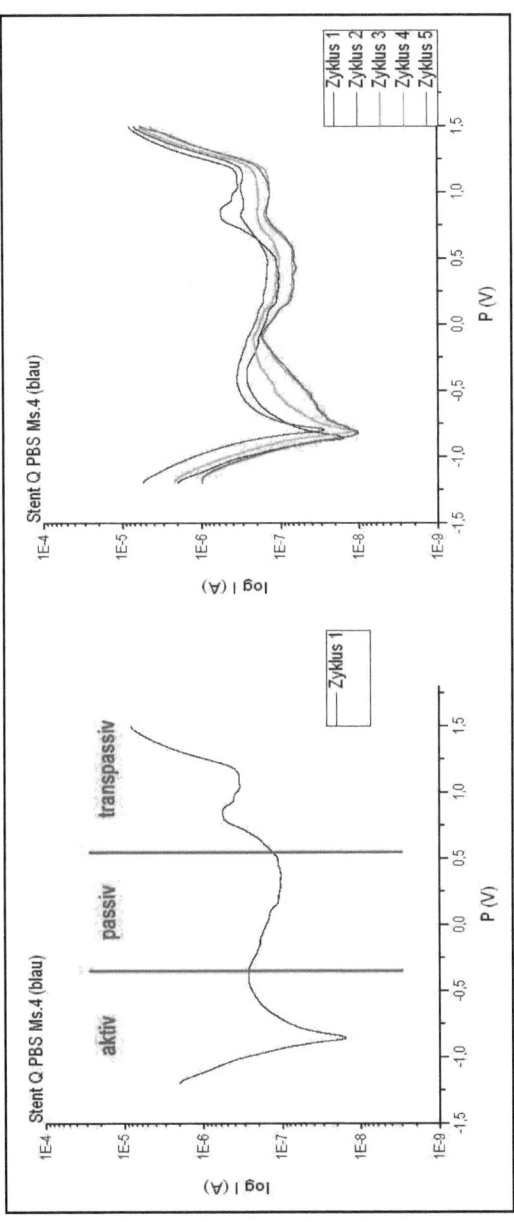

Abb. 9: exemplarische CV- Kurven eines FeCrNi- Stents mit PBS (Stent Q, Ms. 4), links: 1. Zyklus mit Darstellung der charakteristischen Kurvenabschnitte; rechts: vergleichende Darstellung der fünf aufgezeichneten Zyklen

Material und Methode

Die Voltamogramme mit Darstellung der Einzelzyklen pro Messstelle wurden weiterführend graphisch ausgewertet. Dies erfolgte für alle 225 Zyklen. Zunächst wurden das Nullstrompotential ($E_{I=0}$ [V] vs. SCE) und die Austauschstromstärke (I_{corr} [A]) ermittelt. Das Nullstrompotential weist definitionsgemäß einen Nettostrom von 0A auf. Dementsprechend befinden sich Oxidation und Reduktion im Gleichgewicht. Je weiter anodisch dieses liegt, desto vergleichsweise edler ist die Legierung in Bezug auf die Spannungsreihe der Elemente. Die Austauschstromstärke beschreibt den beim Nullstrompotential tatsächlich zwischen AE und GE fließenden Strom, der jedoch nicht direkt gemessen werden kann. Ursächlich dafür ist das erwähnte Reaktionsgleichgewicht, durch welches ein Nettostrom von 0A resultiert. Je kleiner dieser Strom ist, desto elektrochemisch stabiler verhält sich eine Legierung.

Um eine Kontrolle des graphisch ermittelten Nullstrompotentials durchführen zu können, erfolgte die Bestimmung von $E_{I=0}$ vorab visuell. Anschließend wurden ausgehend von dem betreffenden Wert die linearen Kurvenanteile (ca. -25mV bis -75mV kathodisch und +25mV bis +75mV anodisch) markiert und die entsprechende Geradengleichung ($y=m*x+n$) durch lineares Fitting bestimmt. Es folgte die Schnittpunktberechnung beider Geraden und dessen Extrapolation auf die X- und Y- Achse. Auf der Abszisse kann so $E_{I=0}$, auf der Ordinate I_{corr} abgelesen werden, wie in Abbildung 10 dargestellt.

In 19 Zyklen konnten beide Parameter nicht exakt bestimmt werden, da der Nullstrom nicht sicher im Kurvenverlauf zu identifizieren war. Eine graphische Auswertung konnte somit nicht durchgeführt werden. Die betreffenden Zyklen wurden von der weiteren Auswertung ausgeschlossen.

Material und Methode

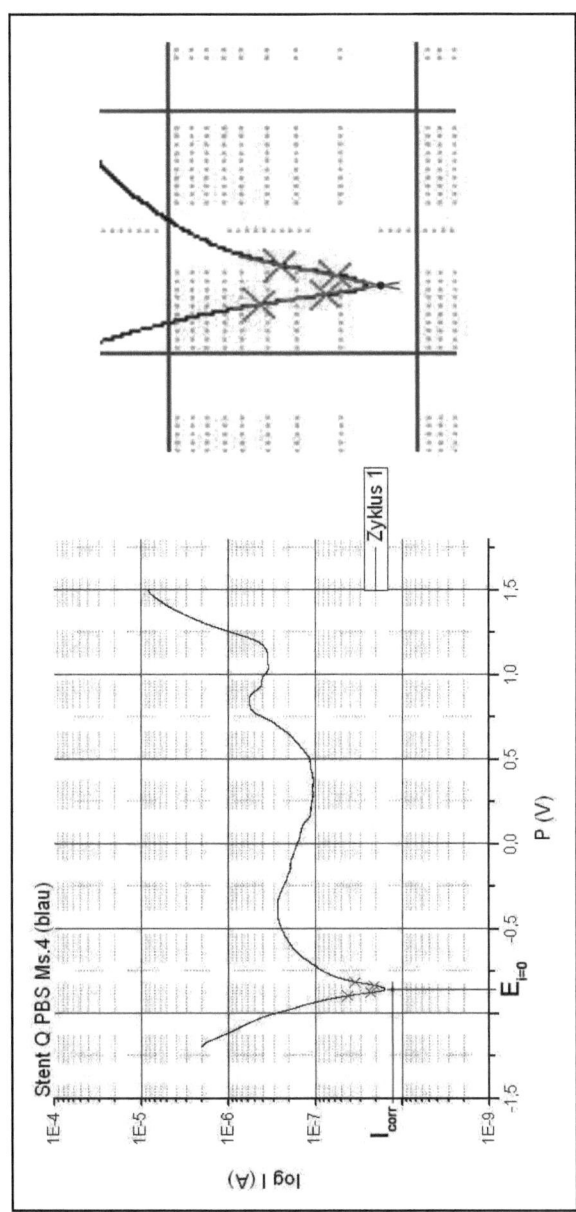

Abb. 10: graphische Auswertung der CV, links: Extrapolation; rechts (vergrößerter Ausschnitt aus Bild links): Ermittlung des Schnittpunktes der Geraden entsprechend der linearen Kurvenanteile

Material und Methode

Weiter wurde die Austauschstromdichte (i_{corr} [A/cm^2]) wie folgt berechnet. A entsprach dabei mit näherungsweise 0,00098cm^2 der vorab festgelegten Messfläche.

$$i_{corr} = \frac{I_{corr}}{A}$$

Abschließend wurde die Korrosionsgeschwindigkeit (v_{corr} [µm/y]; y= year) ermittelt. Diese errechnet sich gemäß nachstehender Formel:

$$v_{corr} = i_{corr} * \frac{1}{F} * \frac{M}{z*\rho} * 3600\sec * 24h * 365d$$

(F: Faraday- Konstante= 96500A*sec/mol; M: molare Masse [kg/mol]; z: Ladungszahl; ρ: Dichte [kg/cm^3])

Der Term M/z*ρ ist dabei materialspezifisch. Für dessen Berechnung ist jedoch die Kenntnis der quantitativen elementaren Legierungszusammensetzung erforderlich. Deren Bestimmung ist Inhalt des folgenden Abschnittes. Ist der Anteil eines Elements (x [at%]) bekannt, kann durch Einsetzen der elementspezifischen molaren Masse, Ladungszahl und Dichte der Term berechnet werden. Beispielhaft gilt für eine Legierung bestehend aus den Elementen 1, 2 und 3 folgende Gleichung:

$$\frac{x_{ges} * M_{ges}}{z_{ges} * \rho_{ges}} = \frac{x_1 * M_1}{z_1 * \rho_1} + \frac{x_2 * M_2}{z_2 * \rho_2} + \frac{x_3 * M_3}{z_3 * \rho_3}$$

Für $E_{I=0}$, i_{corr} und v_{corr} erfolgte die Berechung von Mittelwert und Standardabweichung entsprechend der verschiedenen untersuchten Kombinationen aus Stentsystem bzw. Legierung, Elektrolyt und Dilatationszustand.

Im Rahmen der Auswertung der Impedanzspektroskopien erfolgte mittels Origin Pro® 7.5G die Darstellung in Form der drei genannten Plots für alle Messstellen, wie in Abbildung 11 exemplarisch gezeigt.

Material und Methode

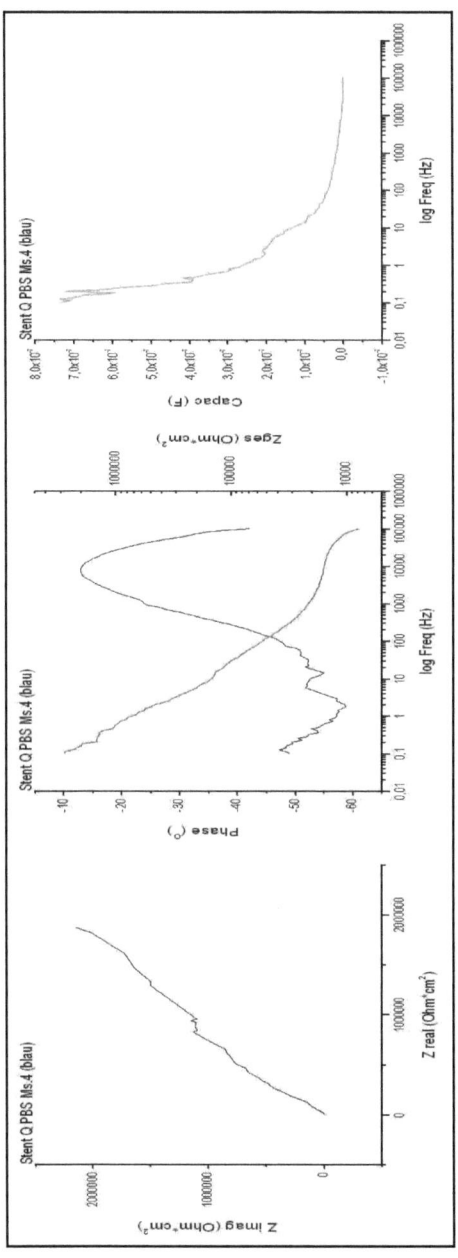

Abb. 11: exemplarische EIS- Kurven eines FeCrNi- Stents mit PBS (Stent Q, Ms. 4), von links nach rechts: Nyquist-, Bode 1- und Bode 2- Plot

Material und Methode

Zusätzlich wurden die Impedanzmessungen nach Import der Rohdaten in das Programm Zview® 3.0 (Scribner Associates Inc., Southern Pines, NC, USA) ausgewertet. Über die Funktion des „instant fit" wurde den Plots ein äquivalentes Schaltbild zugeordnet. Dabei wurde jeweils dasjenige Schaltbild aus einer vorgefertigten Liste ausgewählt, welches den ermittelten Kurvenverlauf am getreusten wiedergab und folglich den geringsten prozentualen Fehler aufwies. Via Simulation wurden die Variablen des passenden Schaltbildes ermittelt und für die verschiedenen Kombinationen aus Stentsystem, Elektrolyt und Dilatationszustand Mittelwerte und die jeweilige Standardabweichung berechnet. Für einige Konstellationen ergaben sich Standardabweichungen in der Größenordnung der Mittelwerte. In diesen Fällen wurde unter Ausschluss der augenscheinlich verantwortlichen extremen Einzelwerte Mittelwert und Standardabweichung erneut berechnet.

6.4 EDX- Analyse

Bei der energiedispersiven Röntgenmikroanalyse (EDX) am Rasterelektronenmikroskop wird dessen hohe Auflösung mit der Möglichkeit einer quantitativen Elementaranalyse kombiniert [85]. Kleine Areale der Oberfläche eines Werkstückes können so gezielt untersucht werden.

Trifft ein hochenergetischer Elektronenstrahl auf eine Probe, so werden unter anderem Röntgenquanten emittiert. Neben einem so genannten Bremsspektrum, welches im Zuge der konsekutiv stattfindenden Abbremsung der Elektronen entsteht, existiert ein charakteristisches Linienspektrum. Dieses entsteht durch das Herausbefördern von Elektronen aus der Hülle von Atomen der Materialoberfläche. Folglich werden die entstandenen Freistellen von Elektronen höherer Energieniveaus besetzt, wodurch Energie in Form von Röntgenquanten emittiert wird. Da der Abstand der betreffenden Schalen der Atomhülle elementspezifisch ist, gilt dies auch für den emittierten Energiebetrag bzw. die Wellenlänge (λ) der Röntgenquanten. Durch Zuordnung der Wellenlängen der gemessenen linearen Emissionen kann die elementare Oberflächenzusammensetzung quantitativ bestimmt werden [85], [86].

6.4.1 Exemplarische EDX- Analyse nativer Oberflächen

Vor Durchführung der elektrochemischen Messungen wurde zur Analyse der elementaren Legierungszusammensetzung an der Stentoberfläche pro Materialgruppe eine Messstelle exemplarisch mittels energiedispersiver Röntgenmikroanalyse untersucht. Dabei wurde ein Silizium (Lithium)- Detektor (Sapphire®, EDAX, Mahwah, NJ, USA) mit super- ultradünnem Beryllium- Fenster eingesetzt. Die Aufzeichnungszeit der EDX- Spektren lag bei 200 Sekunden. Die quantitative Analyse der prozentualen Massen- und Atomkonzentration der Legierungsbestandteile erfolgte softwaregestützt (Genesis® 5.1, EDAX, Mahwah, NJ, USA) mittels standortunabhängigem Analysemodus unter Nutzung von ZAF- Korrekturmethoden (Z = Ordnungszahl, A = Absorption, F = Fluoreszenz). Kohlenstoff und Sauerstoff wurden im Rahmen der Zusammensetzungsanalyse nicht berücksichtigt.

Zusätzlich erfolgten zur mikromorphologischen Oberflächenuntersuchung rasterelektronenmikroskopische Aufnahmen (Quanta 200®, FEI, Hillsboro, OR, USA) in Form von Sekundärelektronen- (SEI) und Rückstreuelektronenbildern (BEI) der entsprechenden Stentoberflächen in variabler Vergrößerung. Die Beschleunigungsspannung lag bei 15kV, 20kV oder 30kV, die Emissionsstromstärke betrug 110µA.

Material und Methode

6.4.2 Exemplarische EDX- Analyse behandelter Oberflächen

Nach Abschluss der Messungen mittels MCS wurden exemplarisch acht Messstellen ausgewählt und wiederum mittels EDX- Analyse untersucht. Die Auswahl erfolgte entsprechend vorhandener mikroskopischer Korrosionszeichen oder kristalliner Ablagerungen. Untersucht wurden drei Stellen der NiTi- und FeCrNi- Stents (je einmal behandelt mit 1%NaCl, PBS und Serum) sowie zwei Messstellen auf CoCr (je einmal behandelt mit 1%NaCl und PBS). Hierfür wurde ein Silizium (Lithium)- Detektor verwendet (Roentec®, Bruker, Berlin, Deutschland). Die Aufzeichnungszeit der EDX- Spektren lag bei 100 Sekunden. Mit Hilfe der Software WinTools® (Bruker, Berlin, Deutschland) erfolgte die quantifizierende Analyse der prozentualen Massen- und Atomkonzentration der Legierungsbestandteile.

Rasterelektronenmikroskopische Aufnahmen (CamScan Maxim 2040S®, CamScan Electron Optics Ltd., Cambridgeshire, UK) als SEI und BEI wurden zusätzlich bei 10kV und 20kV von verschiedenen Stellen auf allen verwendeten Stents mit unterschiedlicher Vergrößerung angefertigt.

6.4.3 Auswertung

Die Auswertung der aufgezeichneten EDX- Spektren erfolgte mit Hilfe der genannten Programme. Dabei wurden den erfassten Linienspektren manuell die entsprechenden Elemente zugeordnet, wie in Abbildung 12 dargestellt. Die Ermittlung der elementaren Zusammensetzung der Oberfläche ([at%] und [wt%]) der betrachteten Messstellen schloss sich an. Zwischen nativen und behandelten Oberflächen erfolgten quantitative Vergleiche und abschließend eine vergleichende deskriptive Betrachtung der aufgenommenen REM- Bilder.

Material und Methode

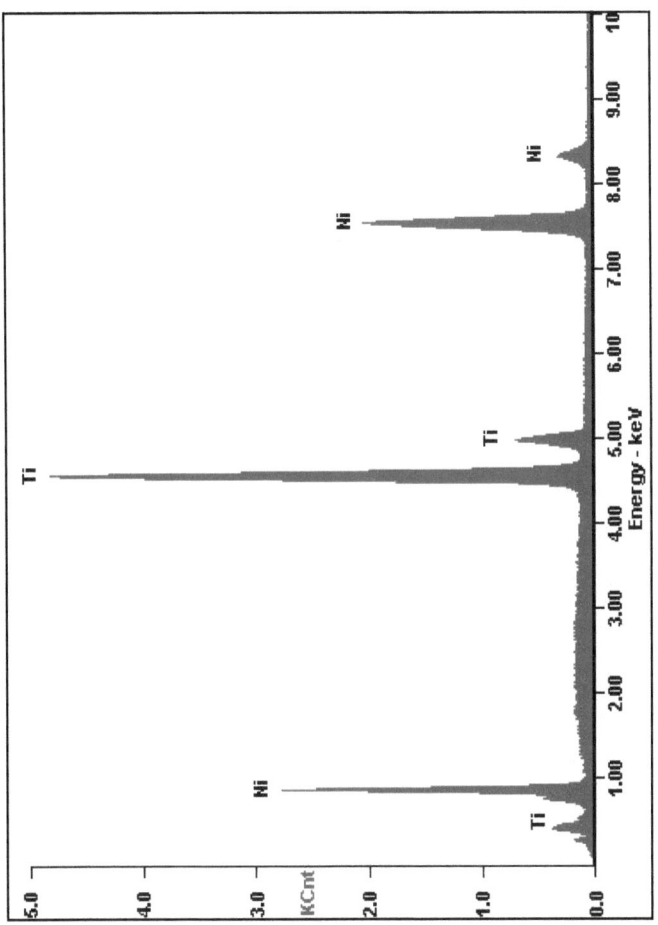

Abb. 12: EDX- Spektrum NiTi nativ (Stent K) mit Zuordnung der Elemente zu Linienspektren

7 Ergebnisse

Mit Hilfe des beschriebenen Versuchsaufbaus gelang die Realisierung der geplanten Messungen auf allen Stents. Der folgende Abschnitt soll eine systematische Übersicht über die Ergebnisse der durchgeführten Untersuchungen geben.

7.1 Elektrochemische Messungen

Die Platzierung der Elektrode sowie die Kontrolle der Elektrolytbenetzung der Messstelle erwiesen sich unter dem Mikroskop als praktikabel, wenn auch als technisch anspruchsvoll. Einzelne Messdurchläufe waren erst nach wiederholter Einstellung des Systems möglich. Anfänglich auftretende Elektrolytaustritte konnten nach Installation des Aspirationsmechanismus verhindert werden. Allerdings erwies sich der Lösungsaustritt, insbesondere während der zyklischen Voltametrie im anodischen und kathodischen Grenzbereich, als permanentes Problem. Unkontrolliertes Austreten des Elektrolyten führte anfangs vermehrt zu Versuchsabbrüchen. Eine visuelle Kontrolle über die gesamte Messzeit konnte diesen Missstand eliminieren, erhöhte jedoch in entsprechendem Maße den Aufwand des Verfahrens. Von der zwischenzeitlichen Nutzung einer digitalen Kamera und eines Monitors zur Vereinfachung der Kontrolle wurde wegen der Emission von Störsignalen wieder abgesehen. Unabhängig davon konnte eine deutliche Verbesserung des Rauschverhaltens durch die Erdung des gesamten Versuchsaufbaus über den Potentiostaten erzielt werden.

7.1.1 Ruhepotential

Über die festgelegte Zeit von vier Minuten stellten sich auf lediglich 15 der 45 untersuchten Messstellen stabile Ruhepotentiale ein. Bei den Messungen mit Serum war der zeitbeständige Anteil am kleinsten. Auf dem NiTi- Stent zeigte hierbei eine Stelle, auf dem dilatierten FeCrNi- Stent

Ergebnisse

zeigten zwei Stellen ein stabiles Verhalten. Bei CoCr in Kombination mit Serum wurde kein annähernd konstantes OCP in der vorgegebenen Zeit beobachtet. Eine Gegenüberstellung zweier Messflächen mit unterschiedlich zeitabhängigem Ruhepotential auf demselben Stent mit der gleichen Elektrolytlösung zeigt Abbildung 13. In Tabelle 3 ist E_{OCP} [V] vs. SCE derjenigen Messstellen angegeben, für welche ein stabiles Potential nach vier Minuten abgelesen werden konnte.

Ergebnisse

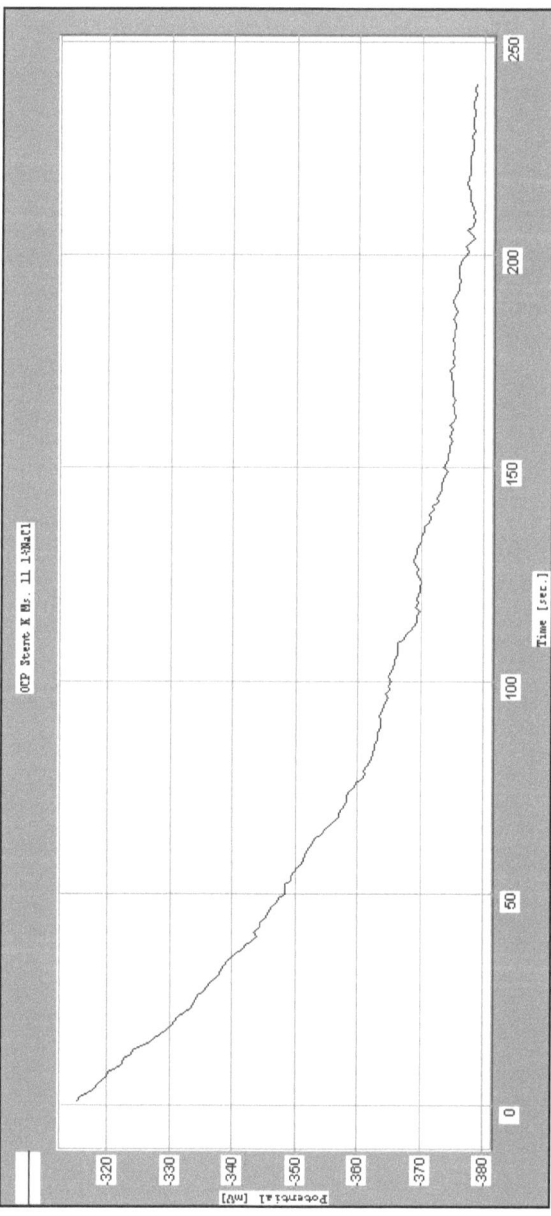

Ergebnisse

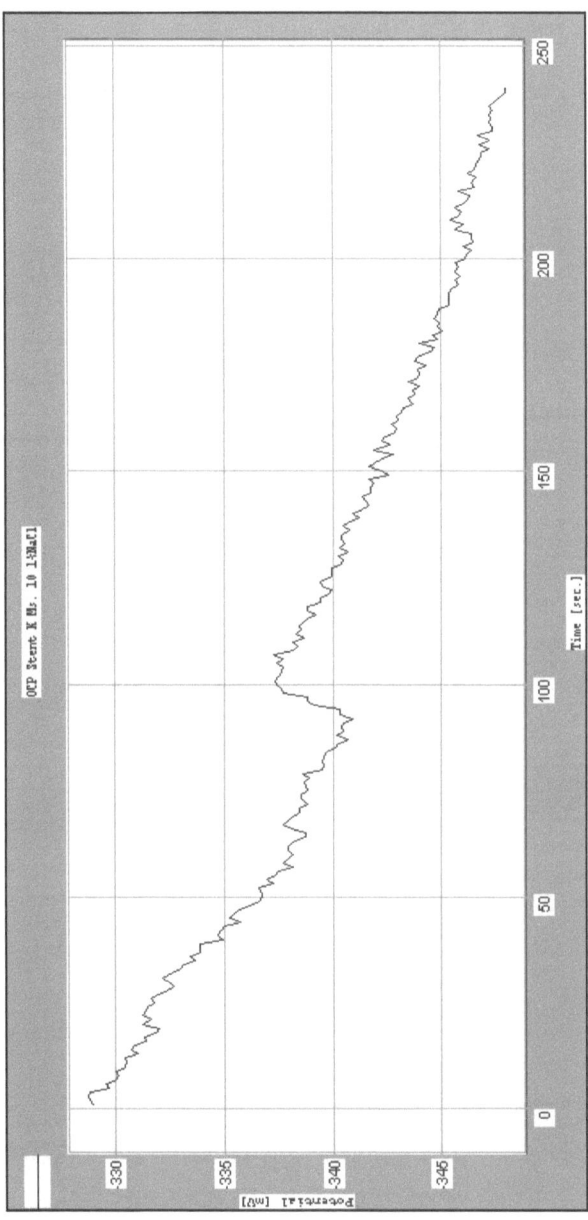

Abb. 13: OCP NiTi mit 1%NaCl (Stent K), oben: Messstelle 11 zeigt ab ca. 150sec. ein annähernd stabiles Potential; unten: Messstelle 10 zeigt kein Plateau bis einschließlich 240sec.

Ergebnisse

Tab. 3: E_{OCP} [V] vs. SCE der Messstellen mit stabilem Ruhepotential nach 4Min.; Ms.= Messstelle

Legierung	Stent	Elektrolyt	Ms.	E_{OCP} [V] vs. SCE
NiTi	K	1%NaCl	11	-0,38
		PBS	6	-0,37
		Serum	7	-0,63
FeCrNi	O undilatiert	1%NaCl	2	-0,04
			3	-0,04
	O dilatiert		6	-0,05
	Q undilatiert	PBS	1	-0,07
	Q dilatiert		4	-0,37
			6	-0,04
	U undilatiert	Serum	1	-0,24
			2	-0,21
CoCr	R dilatiert	1%NaCl	5	-0,52
			6	-0,47
	S dilatiert	PBS	4	-0,56
			6	-0,6

Zeitstabile Potentiale stellten sich demnach auf dem NiTi- Stent auf je einer der drei analysierten Messstellen pro Elektrolyt ein, sodass hier eine Gegenüberstellung möglich ist. E_{OCP} vs. SCE in 1%NaCl und PBS lagen mit -0,38V und -0,37V in einem engen Bereich, wohingegen der Wert für Serum mit -0,63V deutlich weiter kathodisch war. Für FeCrNi lagen die

Ergebnisse

Ergebnisse für Kochsalzlösung und PBS insgesamt zwischen -0,04V und -0,07V und somit ebenfalls eng beieinander. Lediglich Messstelle 4 auf Stent Q im Zustand nach Dilatation wies ein negativeres Ruhepotential von -0,37V auf. Von dieser Abweichung abgesehen lagen die Werte für Humanserum mit -0,24V und -0,21V wiederum vergleichsweise weiter kathodisch. Da bei CoCr mit Serum keine zeitstabilen Potentiale auftraten, ist eine Gegenüberstellung mit den anderen Elektrolyten nicht möglich. Physiologische Kochsalzlösung und PBS zeigten auch hier nahe beieinander liegende Ruhepotentiale. Ein Vergleich von Messstellen im Zustand vor und nach Dilatation wäre anhand der Verfügbarkeit stabiler OCPs nur für Edelstahl in Kombination mit 1%NaCl und PBS möglich. Die geringe Anzahl an Werten und deren Verteilung lassen dies jedoch nicht sinnvoll erscheinen.

Auch beim Vergleich der Materialien untereinander wirkt die begrenzte Datenverfügbarkeit limitierend. Anhand der vorliegenden Werte für 1%NaCl und PBS ist eine Staffelung basierend auf der elektrochemischen Spannungsreihe der Elemente jedoch grundsätzlich möglich. Dabei gelten Metalle bzw. Legierungen mit vergleichsweise hohen Ruhepotentialen als edler verglichen mit solchen, die ein niedrigeres Potential aufweisen. In den genannten Elektrolyten ergab sich demnach von edel nach unedel folgende Abfolge (unter Ausschluss der Messstelle 4 auf Stent Q): FeCrNi> NiTi> CoCr. Bezogen auf Serum kann CoCr aus genannten Gründen nicht entsprechend eingeordnet werden. Somit war hier nachstehende Gliederung von edel nach unedel anzusetzen: FeCrNi> NiTi.

Bezogen auf die praktische Durchführung der OCP- Messungen fiel das Auftreten von Schwankungen in den Potentialverläufen in unmittelbarem zeitlichen Zusammenhang mit der Verwendung des Aspirationsmechanismus auf. Diese stellten sich ausnahmslos als

Ergebnisse

Verschiebungen des Potentials hin zu größeren Werten dar. Das Problem dieser Artefaktentstehung konnte technisch bis dato nicht gelöst werden. Abbildung 14 zeigt beispielhaft einen Kurvenverlauf mit artifizieller Potentialschwankung.

Ergebnisse

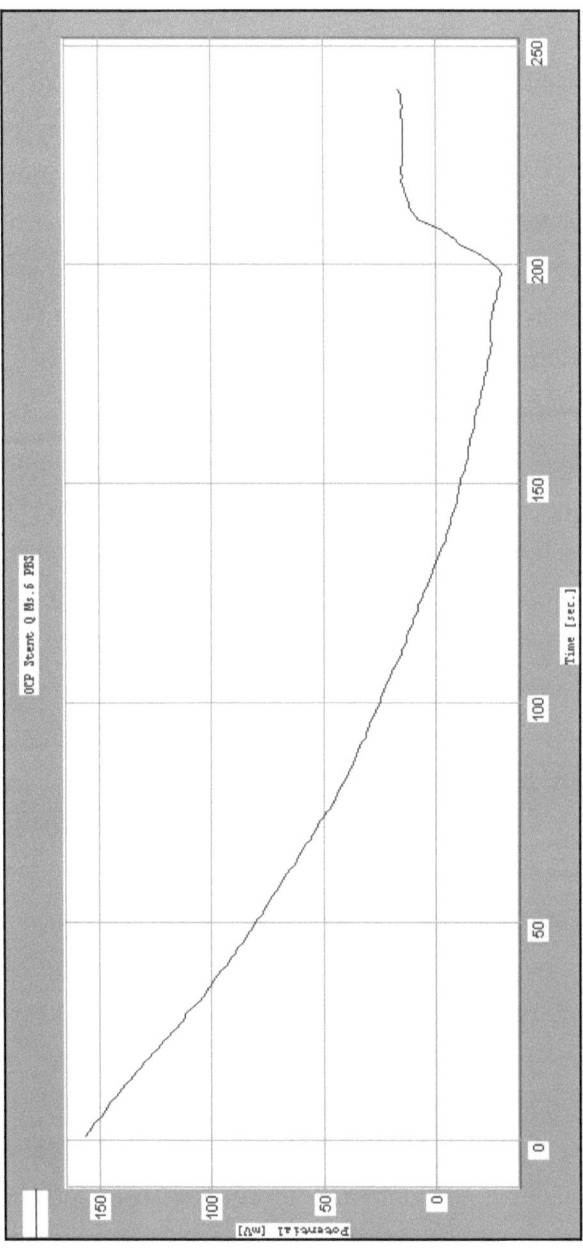

Abb. 14: OCP FeCrNi dilatiert mit PBS (Stent Q, Ms. 6): der Potentialanstieg bei 200sec. korreliert zeitlich mit der Aspiration austretender Elektrolytlösung

Ergebnisse

7.1.2 Zyklische Voltametrie

Im Folgenden werden die Ergebnisse der CV systematisch dargestellt. Dies erfolgt anhand exemplarischer Polarisationskurven der untersuchten Stents. Im Weiteren werden die Materialien einander am Beispiel repräsentativer Voltamogramme sowie ihrer Nullstrompotentiale und Korrosionsgeschwindigkeiten gegenübergestellt. Vorab kommen lichtmikroskopische, während der Messungen gemachte, Beobachtungen zur Darstellung.

Während der Durchführung der zyklischen Voltametrie fielen im Rahmen der visuellen Kontrolle mit Hilfe des Mikroskops mehrere dynamische Veränderungen an der Elektrolyt- Material- Grenzfläche auf. Bei Messungen mit physiologischer Kochsalzlösung kam es im Zuge der fünf aufgezeichneten Zyklen zu einer fortschreitenden Auskristallisation, vermutlich von NaCl, am Rand der Pipettenspitze. Entsprechende Beobachtungen konnten für alle Legierungen gemacht werden. Bei Verwendung von PBS zeigten sich analoge Effekte. Der Grad der Ausprägung erschien jedoch geringer. Zusätzlich fiel insbesondere bei Anwendung von 1%NaCl auf FeCrNi- und CoCr- Stents das Auftreten bräunlicher Verfärbungen im Sinne einer Ablagerung von Korrosionsprodukten an der Kontaktfläche auf. Auch bei Messungen mit PBS und Serum waren diese, wenn auch in abgeschwächter Form, sichtbar. Die Beobachtung war über die Dauer der fünf Polarisationszyklen progressiv. Eine Gasentwicklung konnte anhand mikroskopischer Blasenbildung besonders für die Kombination von Edelstahl mit 1%NaCl im anodischen Grenzbereich der CV festgestellt werden. Bei der Verwendung von Humanserum trat zudem ein unerwartetes Phänomen auf. Bei allen Messungen kam es zu einer vollständigen Verfestigung des Elektrolyten an der Kontaktfläche. Diese trat frühestens mit Erreichen eines

Arbeitselektrodenpotentials von ca. -1V während der initialen Reduktion der Oberfläche, spätestens jedoch im anodischen Grenzbereich ab ca. +1,1V vs. SCE während des ersten Zyklus auf. Dieser als Präzipitation von Serumproteinen vermutete Effekt erlaubte weiterhin einen Stromfluss zwischen Arbeits- und Gegenelektrode und wirkte sich positiv in Bezug auf das Problem austretenden Elektrolyts aus.

Die Abbildungen 15 bis 23 auf Seite 48ff zeigen exemplarisch typische Polarisationskurven der NiTi-, FeCrNi- und CoCr- Stents in den drei verwendeten Lösungen. Zur besseren Vergleichbarkeit der Strom- Spannungs- Kurven wurde die Skalierung der Achsen vereinheitlicht. In allen Zyklen fielen Anstiege der Stromstärke zwischen ca. -0,1V und +0,1V auf. Eine Probemessung ohne Kontakt zwischen AE und GE zeigte im Unterschied zu einem Nullstrom im übrigen Polarisationsbereich ebenfalls einen entsprechenden Anstieg in dem genannten Intervall. Daraus kann geschlussfolgert werden, dass der Anstieg systembedingt ist. Dieses Artefakt konnte technisch nicht eliminiert werden.

Nickel- Titan

Die Abbildungen 15 bis 17 auf Seite 48 zeigen repräsentative Voltamogramme von NiTi in 1%NaCl, PBS und Serum.

Bei Betrachtung der Graphen von NiTi fällt zunächst auf, dass die Werte für $E_{I=0}$ aller Elektrolyten in einem engen Bereich liegen. In 1%NaCl, PBS und Serum ergaben sich bezogen auf die einzelnen Zyklen insgesamt Nullstrompotentiale zwischen -1,13V und -0,67V (Zyklus 4, Ms.10 und Zyklus 5, Ms.12), -0,97V und -0,79V (Zyklus 3, Ms.4 und Zyklus 1, Ms.6) sowie zwischen -1,15V und -0,99V (Zyklus 5, Ms.7 und Zyklus 1, Ms.9) unter Betrachtung aller aufgezeichneten Zyklen. Hierbei ist zu berücksichtigen, dass unterschiedliche zeitabhängige Zustände

Ergebnisse

einbezogen wurden. Potentialunterschiede gleicher Einzelzyklen waren dabei kleiner.

In den Graphen zeigte sich auf fünf von neun Messstellen eine Verschiebung von $E_{I=0}$ über die Anzahl der Zyklen ins Kathodische. Während im ersten und vereinzelt noch im zweiten Zyklus transpassive Bereiche ab ca. +0,5V auszumachen waren, fanden sich in den Zyklen drei bzw. vier bis fünf lediglich Durchbrüche mit Zunahme der Stromstärke im anodischen Bereich ab etwa +1,25V. Entsprechend waren ausgedehnte, stabile Passivbereiche mit geringer Stromstärke I bzw. –dichte i zu finden, wie in den Abbildungen 15 bis 17 dargestellt. Parallel fiel eine Abnahme von I für den genannten Bereich ab dem zweiten bzw. dritten Messzyklus auf. Auch für i_{corr} und v_{corr} ergaben sich zwischen den einzelnen Messstellen und den verschiedenen Elektrolyten insgesamt ähnliche Werte. Da sich entsprechend der Berechnung von v_{corr} aus i_{corr} Analogien ergeben, wird im Weiteren lediglich von v_{corr} gesprochen. Die Korrosionsgeschwindigkeit lag für 1%NaCl zwischen $7,55*E^{-3}$µm/y und $1,52*E^{-2}$µm/y (Zyklus 1, Ms.11 und Zyklus 1, Ms.10), für PBS zwischen $9,14*E^{-3}$µm/y und $1,54*E^{-2}$µm/y (Zyklus 1, Ms.5 und Zyklus 5, Ms.5) sowie für Serum zwischen $8,55*E^{-3}$µm/y und $1,17*E^{-2}$µm/y (Zyklus 1, Ms.9 und Zyklus 5, Ms.8). Auch diese Auflistung beinhaltet alle Zyklen mit der Konsequenz, dass Zustandsunterschiede zwischen korrespondierenden Messzyklen mit Ausnahme von 1%NaCl kleiner ausfielen. Allerdings war hierbei festzustellen, dass sich bei Betrachtung der größten Diskrepanz (Messstellen 10 und 11 in 1%NaCl, jeweils erster Zyklus) einzelne Messstellen im Ausgangszustand bezüglich v_{corr} annähernd um den Faktor zwei unterschieden.

Ergebnisse

Eisen- Chrom- Nickel

Repräsentative Voltamogramme von FeCrNi in 1%NaCl, PBS und Serum sind in den Abbildungen 18 bis 20 auf Seite 49 dargestellt.

Für FeCrNi lagen die $E_{I=0}$- Werte in verschiedenen Elektrolyten insgesamt ebenfalls eng beieinander. Im ersten Zyklus in 1%NaCl war jedoch bei der Hälfte der Messstellen ein deutlich weiter anodisch liegendes Nullstrompotential vorhanden. Die Minimal- und Maximalwerte lagen in 1%NaCl bei -0,74V und +0,2V (Zyklus 1, Ms.5 und Zyklus 1, Ms.2), -0,95V und -0,56V für PBS (Zyklus 1, Ms.2 und Zyklus 1, Ms.1) sowie -1,12V und -0,71V für Serum (Zyklus 4, Ms.5 und Zyklus 3, Ms.1) unter Einbeziehung aller Einzelzyklen. Die beiden genannten $E_{I=0}$- Werte für Kochsalzlösung und PBS entstammen jeweils einem ersten Zyklus. Dies entspricht am Beispiel von 1%NaCl einer maximalen gemessenen Potentialdifferenz zweier Messstellen von 0,94V im Ausgangszustand. In Serum waren die Potentialunterschiede korrespondierender Zyklen geringer.

Die weiterführende Betrachtung des Verlaufs der Einzelzyklen zeigt vereinfacht dargestellt für FeCrNi drei grundlegende Formen. Die erste, im Sinne einer Aktivierung, findet sich in häufigster und deutlichster Ausprägung in 1%NaCl (zwei von sechs Messstellen), wie in Abbildung 18 gezeigt. Neben einer Verschiebung von $E_{I=0}$ zu weiter anodischen Werten imponierte eine Zunahme der Stromstärke I bzw. –dichte i in allen Bereichen über die Anzahl der Zyklen. Einzelne Messzyklen zeigten Stromspitzen im Sinne von Durchbrüchen mit Repassivierung im Passivbereich. Dieser war in den Zyklen vier und fünf nicht mehr vorhanden. Eine Zunahme von I über die Einzelzyklen fand sich auch auf einer Messstelle in PBS, wie in Abbildung 19 (links) gezeigt. Allerdings bezog sich diese auf den anodischen Schenkel des aktiven Bereichs und den Transpassivbereich. Alle Zyklen wiesen hier einen, wenn auch kleinen,

Passivbereich mit ähnlicher Passivstromdichte auf. Analoge Kurvenverläufe fanden sich in Serum nicht. Die zweite Grundform zeigte hiervon abweichend eine alternierende Zu- und Abnahme, insbesondere der Stromstärke der aktiven und transpassiven Bereiche sowie deren Ausdehnung. Hierbei war im Vergleich zwischen erstem und fünftem Zyklus eine Tendenz zur Aktivierung festzustellen, der Verlauf der Einzelzyklen war indes heterogen. Diese Form fand sich an vier von sechs Messstellen in 1%NaCl und in einem Fall für PBS. Die dritte Variante entspricht im Gegensatz zur erstgenannten einer Stabilisierung bzw. elektrochemischen Deaktivierung der Oberfläche. Die Abbildungen 19 (rechts) und 20 zeigen hierfür charakteristische Verläufe mit ausgedehntem Passivbereich und abnehmender Stromdichte über die Anzahl der Zyklen. Diese Form fand sich mit vier bzw. sechs von sechs Messstellen vorrangig bei PBS und Serum. Die Austauschstromdichte und folglich die Korrosionsgeschwindigkeit variierten stärker als bei NiTi zwischen einzelnen Zyklen verschiedener Messflächen. Für 1%NaCl lag v_{corr} zwischen $7,73*E^{-3}$µm/y und $4,29*E^{-2}$µm/y (Zyklus 1, Ms.2 und Zyklus 5, Ms.1), für PBS zwischen $5,31*E^{-3}$µm/y und $3,29*E^{-2}$µm/y (Zyklus 2, Ms.5 und Zyklus 5, Ms.3) sowie für Serum zwischen $7,7*E^{-4}$µm/y und $9,08*E^{-3}$µm/y (Zyklus 5, Ms.1 und Zyklus 4, Ms.5). Die Unterschiede in der Korrosionsgeschwindigkeit gleicher Zyklen waren kleiner.

Kobalt- Chrom

Die Abbildungen 21 bis 23 auf Seite 50 zeigen repräsentative Voltamogramme von CoCr in 1%NaCl, PBS und Serum.

Bei CoCr lag $E_{I=0}$ der Zyklen zwei bis fünf mehrheitlich im Bereich zwischen –0,75V und -0,5V. In 13 von 18 Messstellen war jedoch, neben einem vergleichsweise weiter kathodisch liegenden Durchbruchspotential mit Aufhebung der Passivität, das Nullstrompotential des ersten Zyklus weiter kathodisch. Hieraus ergibt sich eine entsprechende Diskrepanz der Minima und Maxima für $E_{I=0}$ der Einzelzyklen. Für 1%NaCl lagen diese bei -1,1V und +0,01V (Zyklus 1, Ms.1 und Zyklus 5, Ms.3). Wird dem Minimum dieses ersten Zyklus der Maximalwert aus den weiteren ersten Zyklen mit -0,86V (Zyklus 1, Ms.5) gegenübergestellt, verkleinert sich die Potentialdifferenz. Für PBS lagen die $E_{I=0}$- Werte zwischen -1,15V und -0,26V (Zyklus 1, Ms.6 und Zyklus 4, Ms.5), für Serum zwischen -1,15V und -0,59V (Zyklus 1, Ms.6 und Zyklus 5, Ms.4). Auch hier waren Potentialunterschiede korrespondierender Zyklen kleiner.

Analog zu FeCrNi finden sich vereinfacht dargestellt auch bei CoCr die zu unterscheidenden Grundformen im Verlauf der Einzelzyklen. Im Unterschied zu FeCrNi waren dies jedoch nur die beiden letztgenannten der oben beschriebenen Formen. Für 1%NaCl finden sich auf allen Messstellen Kurven mit alternierend zu- und abnehmenden Stromstärken, insbesondere im Passivbereich. Die Hälfte der Stellen zeigte dabei eine zunehmende Ausdehnung des aktiven Bereiches bis zum fünften Zyklus. Die andere Hälfte wies ausgedehnte Passivbereiche mit geringen Unterschieden in den Passivstromstärken auf, wie in Abbildung 21 zu sehen ist. Im Gesamtbild ähnelte diese Unterform eher derer mit zunehmender Stabilität über die Anzahl der Zyklen. In PBS zeigten drei von sechs Stellen eine zunehmende Passivierung. Das bereits beschriebene alternierende Bild fand sich wiederum in den restlichen drei Messstellen. In vier Kurven fanden sich zudem im ersten Zyklus bei ca. +0,75V im transpassiven Bereich einzelne Stromspitzen (siehe Abbildung 22). Die Tendenz zu einer progressiven Stabilität setzte sich von 1%NaCl über PBS zu Serum fort. Hier war für vier Stellen eine abnehmende Stromstärke bei weitgehend einheitlichem Verlauf der Zyklen zu beobachten, wie in Abbildung 23 dargestellt. Zwei Messstellen wiesen davon abweichend eine zunehmende Ausdehnung des aktiven Bereichs

Ergebnisse

auf. Die gezeigten Unterschiede im Kurvenverlauf spiegelten sich in den Korrosionsgeschwindigkeiten wieder. Für 1%NaCl fanden sich Werte für v_{corr} zwischen $5,66E^{-3}\mu m/y$ und $1,46E^{-1}\mu m/y$ (Zyklus 2, Ms.3 und Zyklus 5, Ms.4), für PBS zwischen $6,51E^{-3}\mu m/y$ und $1,77E^{-2}\mu m/y$ (Zyklus 4, Ms.5 und Zyklus 2, Ms.2) sowie für Serum zwischen $5,83E^{-3}\mu m/y$ und $1,28E^{-2}\mu m/y$ (Zyklus 1, Ms.3 und Zyklus 3, Ms.1). Wie bereits dargestellt, beziehen diese Angaben alle Zyklen mit ein. Die Differenzen sich entsprechender Messzyklen waren kleiner.

Ergebnisse

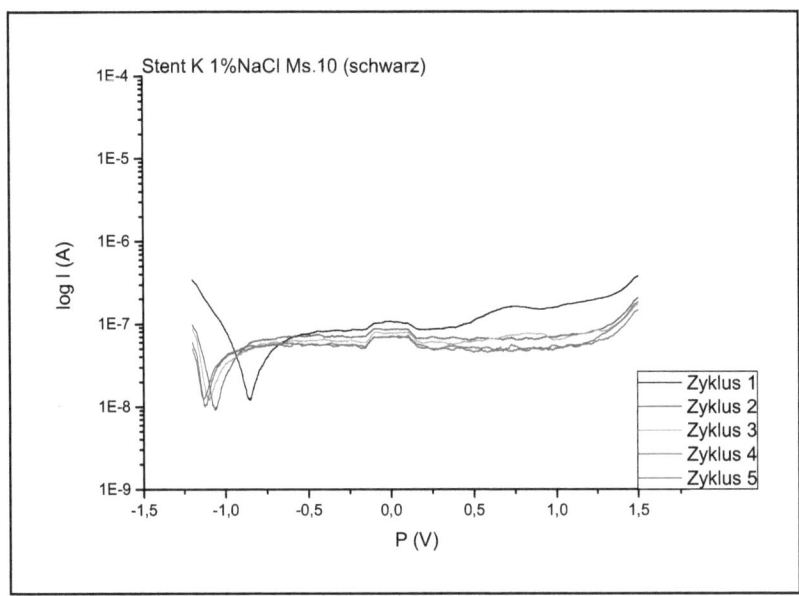

Abb. 15: CV NiTi mit 1%NaCl (Stent K, Ms. 10)

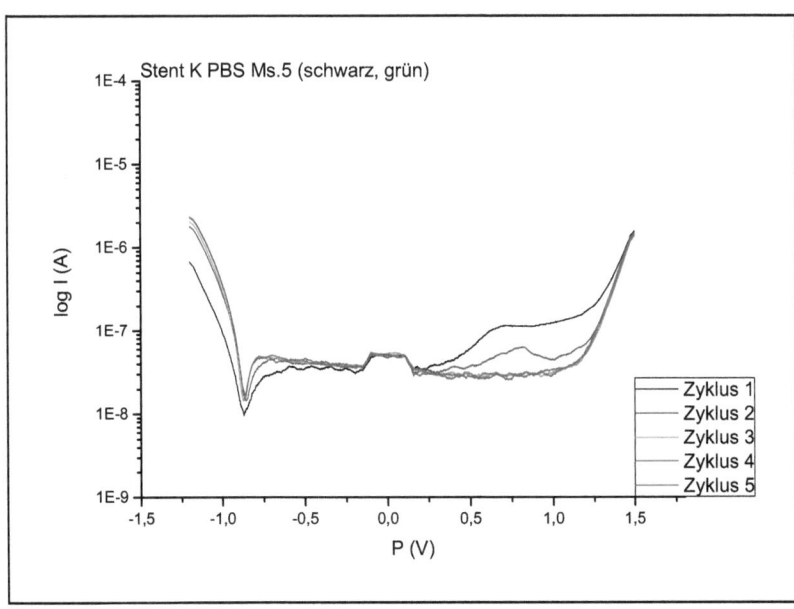

Abb. 16: CV NiTi mit PBS (Stent K, Ms. 5)

Ergebnisse

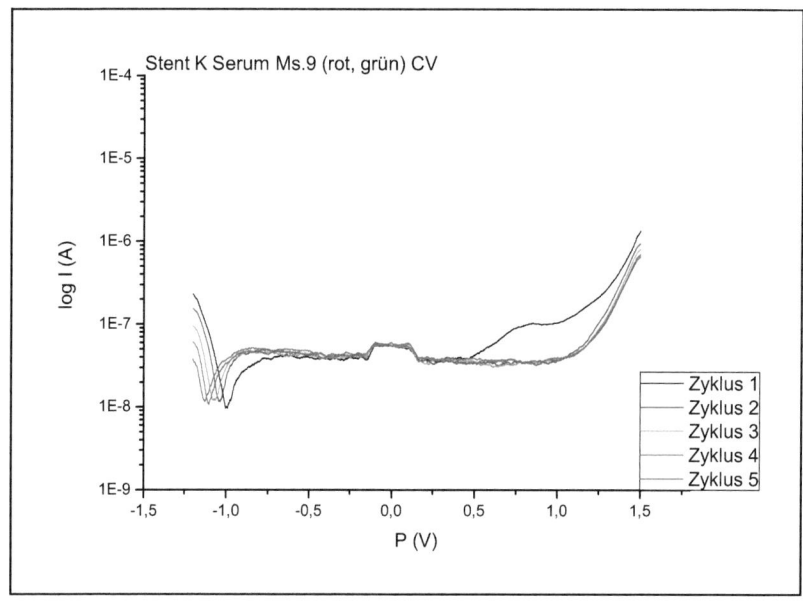

Abb. 17: CV NiTi mit Serum (Stent K, Ms. 9)

Ergebnisse

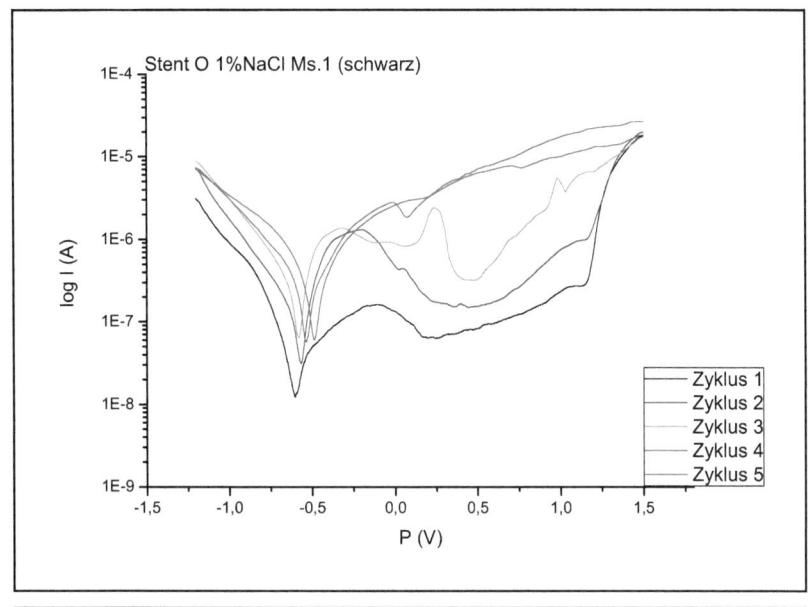

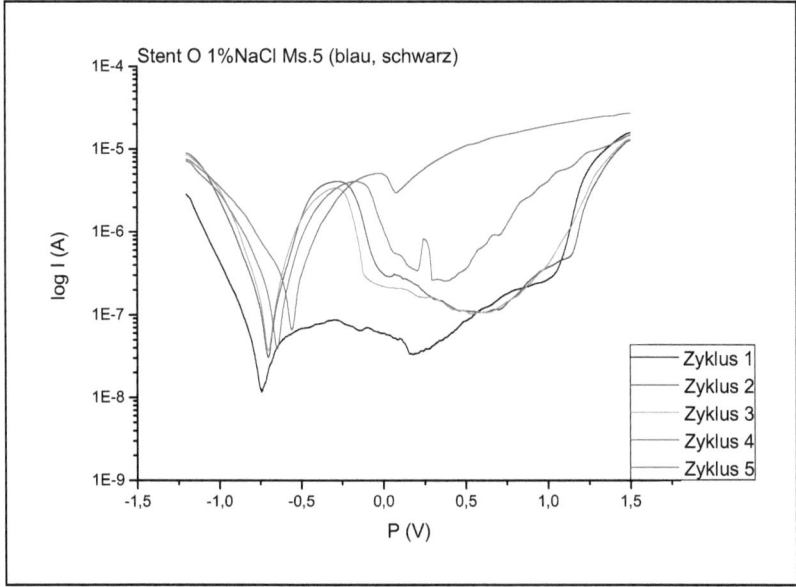

Abb. 18: CV FeCrNi mit 1%NaCl, oben undilatiert, unten dilatiert (Stent O, Ms. 1 und 5)

Ergebnisse

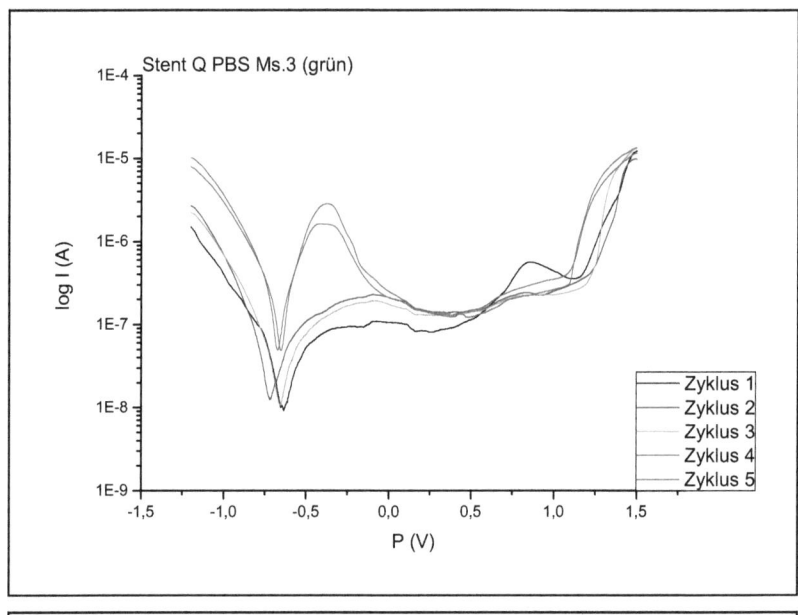

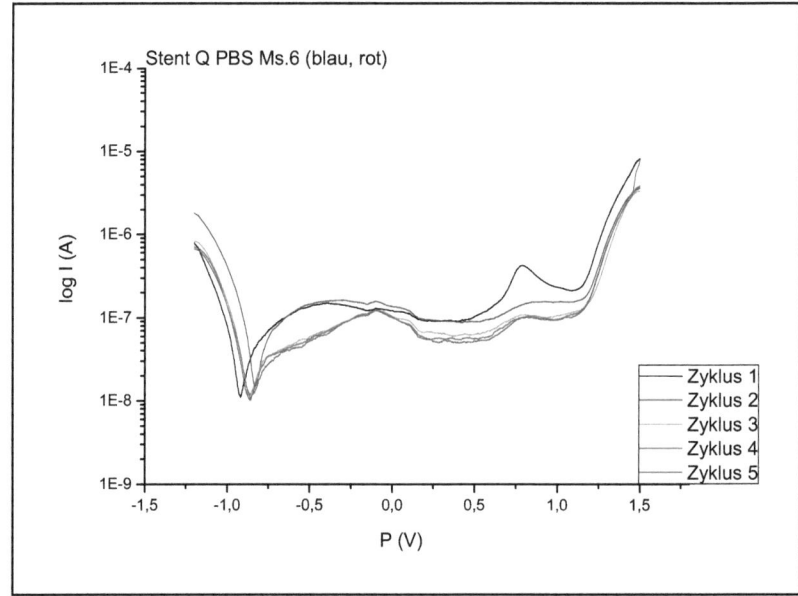

Abb. 19: CV FeCrNi mit PBS, oben undilatiert, unten dilatiert (Stent Q, Ms. 3 und 6)

Ergebnisse

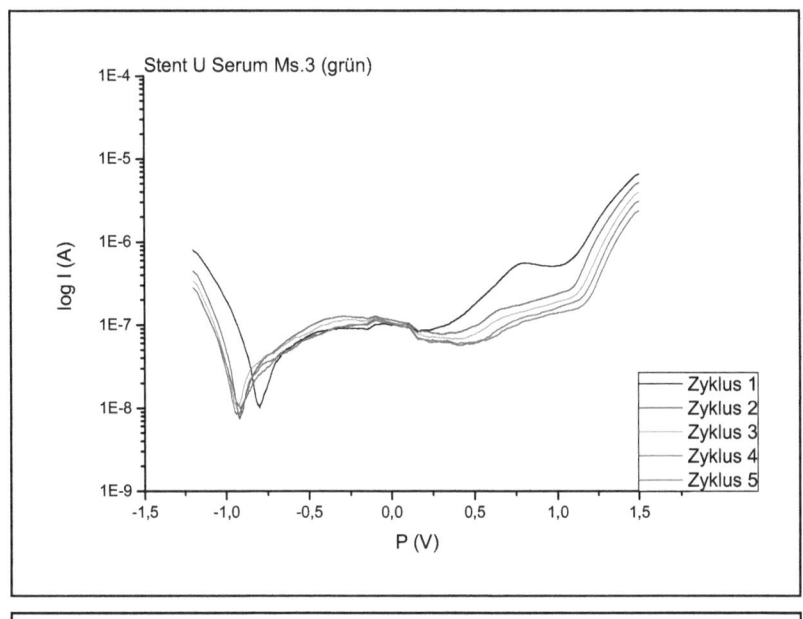

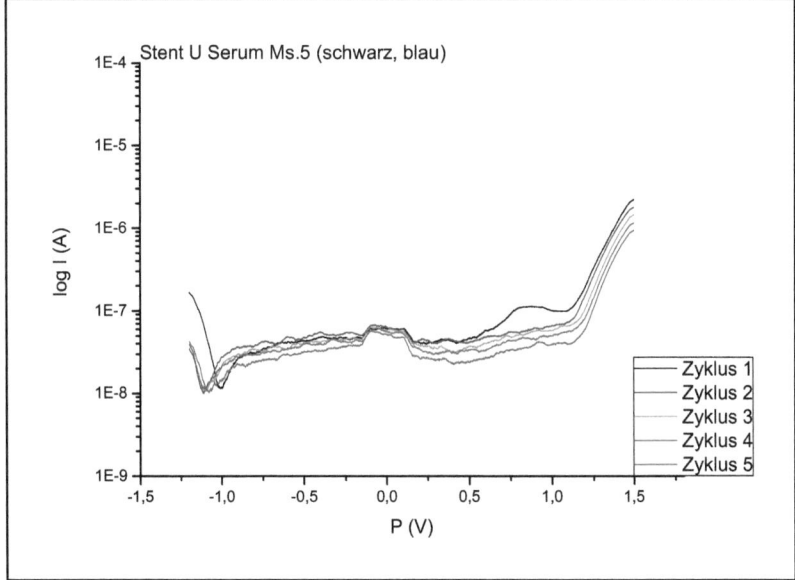

Abb. 20: CV FeCrNi mit Serum, oben undilatiert, unten dilatiert (Stent U, Ms. 3 und 5)

Ergebnisse

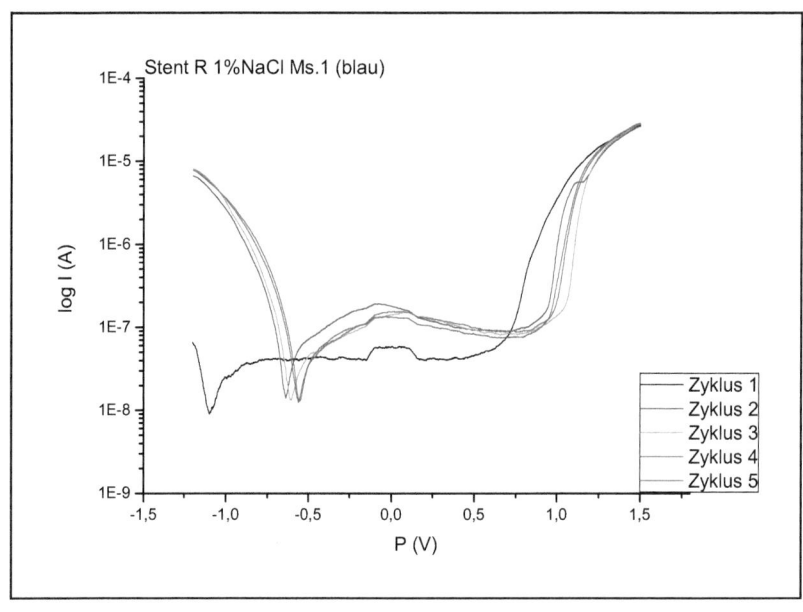

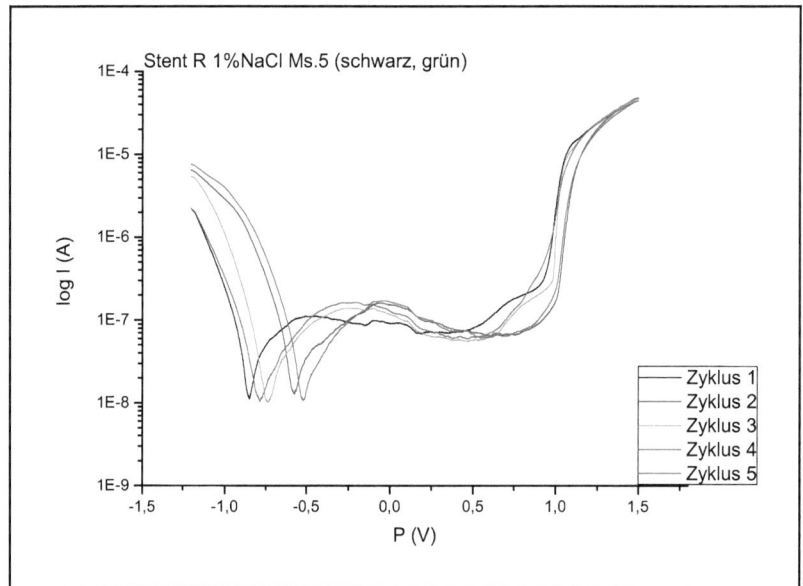

Abb. 21: CV CoCr mit 1%NaCl, oben undilatiert, unten dilatiert (Stent R, Ms. 1 und 5)

Ergebnisse

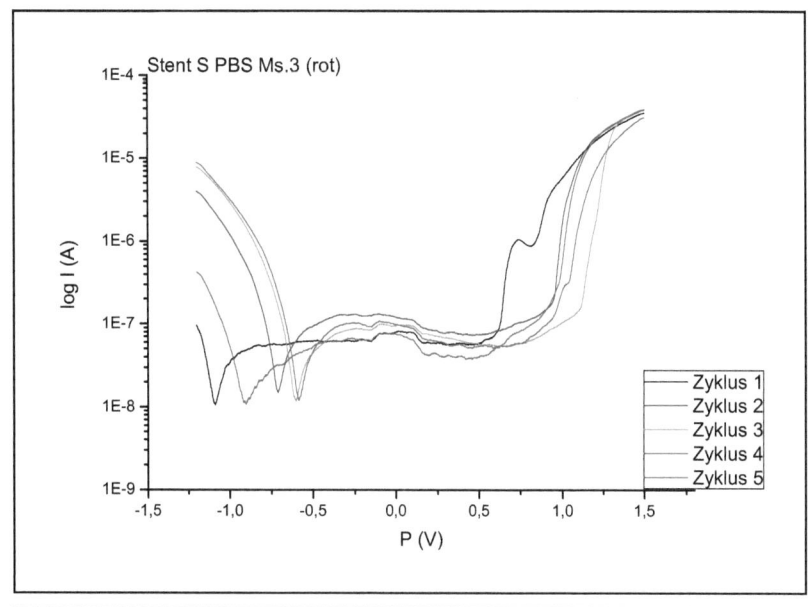

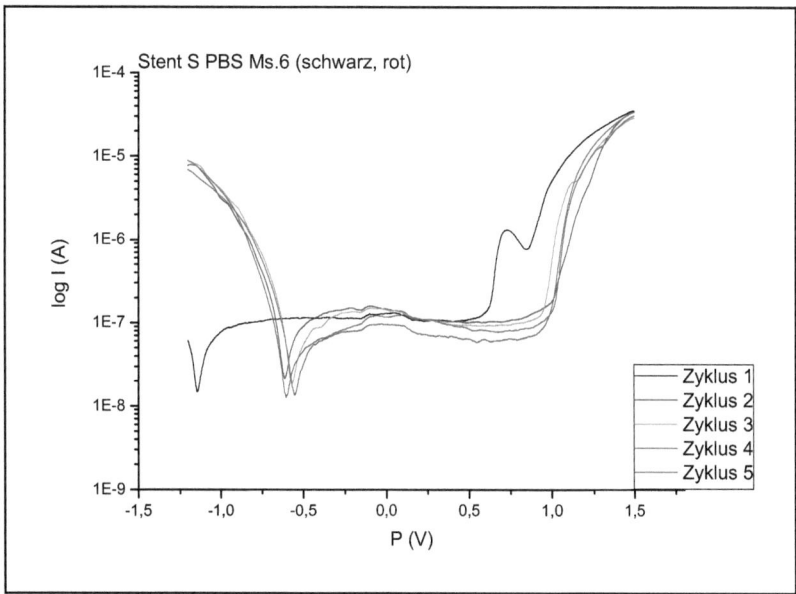

Abb. 22: CV CoCr mit PBS, oben undilatiert, unten dilatiert (Stent S, Ms. 3 und 6)

Ergebnisse

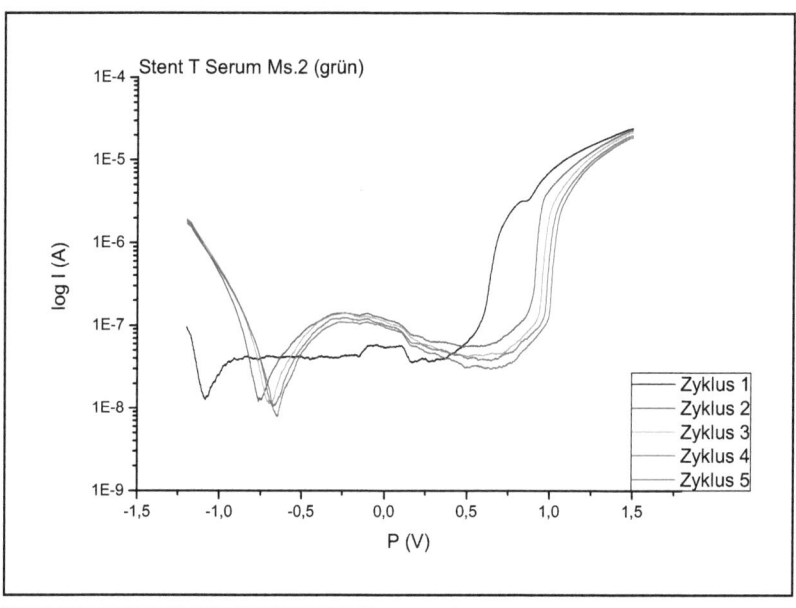

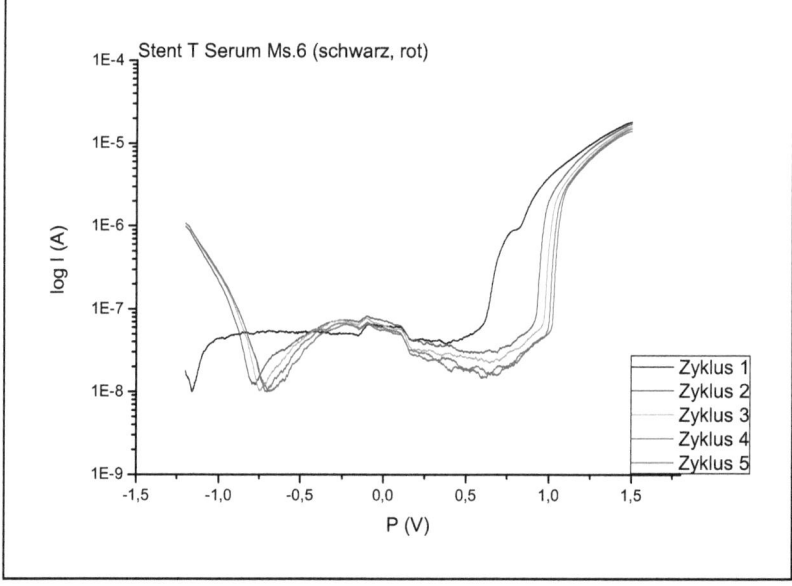

Abb. 23: CV CoCr mit Serum, oben undilatiert, unten dilatiert (Stent T, Ms. 2 und 6)

Ergebnisse

Gegenüberstellung der Legierungen

Eine Gegenüberstellung der Legierungen in den verschiedenen Elektrolyten findet sich in den Abbildungen 24 bis 26. Exemplarisch wurden hier jeweils die dritten Zyklen dargestellt. FeCrNi und CoCr sind im dilatierten Zustand gezeigt.

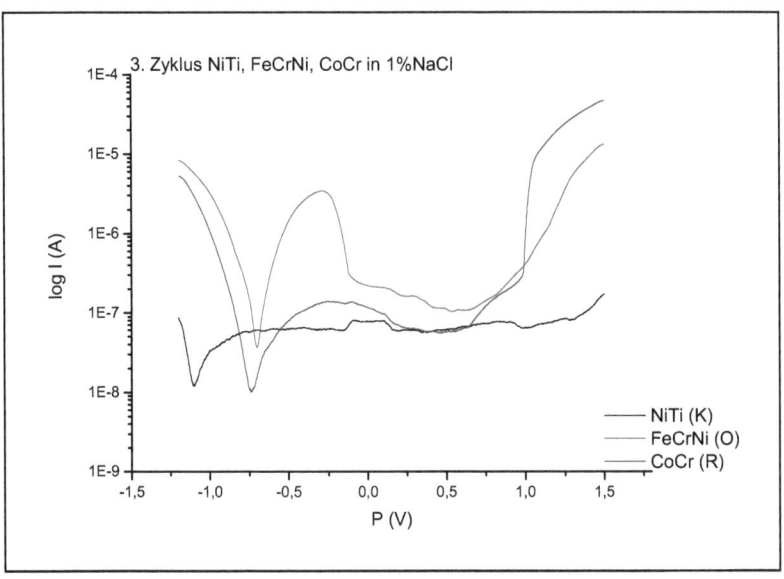

Abb. 24: CV NiTi (Stent K, Ms. 10), FeCrNi (Stent O, Ms. 5) und CoCr (Stent R, Ms. 5) mit 1%NaCl

Ergebnisse

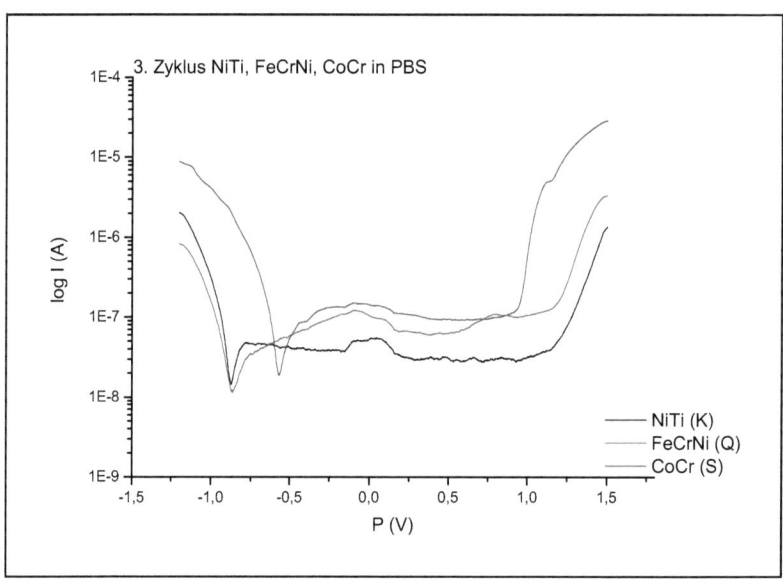

Abb. 25: CV NiTi (Stent K, Ms. 5), FeCrNi (Stent Q, Ms. 6) und CoCr (Stent S, Ms. 6) mit PBS

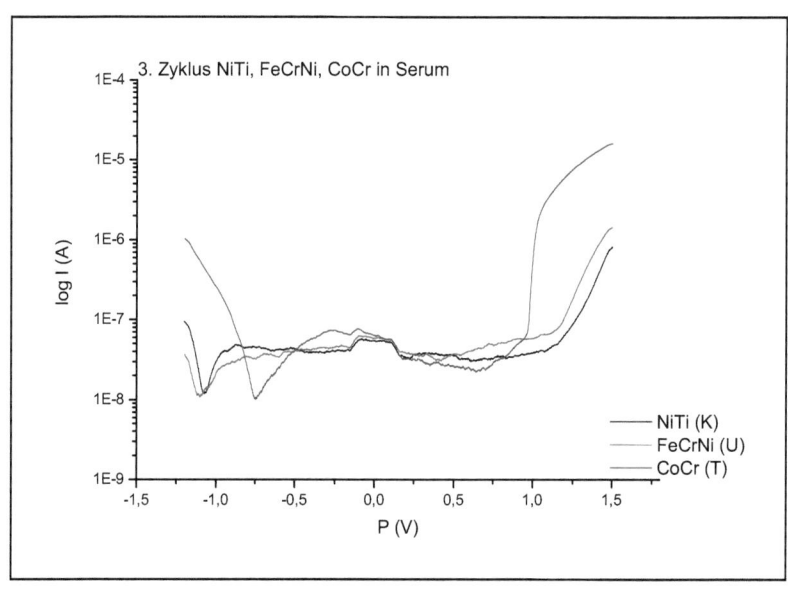

Abb. 26: CV NiTi (Stent K, Ms. 9), FeCrNi (Stent U, Ms. 5) und CoCr (Stent T, Ms. 6) mit Serum

Ergebnisse

Die Graphen in den Abbildungen 24 bis 26 zeigen Unterschiede der Legierungen in Form und Ausdehnung ihrer aktiven, passiven und transpassiven Bereiche am deutlichsten in 1%NaCl. Die höchste Stromstärke und folglich –dichte in allen Kurvenabschnitten wies FeCrNi gefolgt von CoCr auf, wobei oberhalb von ca. +1mV CoCr höhere Ströme zeigte. In Bezug auf das Potential, bei welchem die Passivität durchbrochen wurde, wiesen FeCrNi und CoCr keinen Unterschied auf und lagen weiter kathodisch als NiTi. Hier war keine eindeutige Aufhebung der Passivität bis in den anodischen Grenzbereich festzustellen. Die Voltamogramme in PBS und Serum zeigten eine sukzessive Annäherung des Kurvenverlaufs. Im gezeigten Fall wies CoCr in PBS in allen Kurvenanteilen höhere Ströme als FeCrNi auf. Die Durchbruchspotentiale von CoCr blieben im Wesentlichen für alle Elektrolyten unverändert, während diese von FeCrNi und NiTi in PBS und Serum einander annähernd entsprachen und weiter anodisch lagen.

Eine Zusammenstellung der Mittelwerte und Standardabweichungen von $E_{I=0}$ [V], i_{corr} [A/cm^2] und v_{corr} [µm/y] der drei untersuchten Stentsysteme in Abhängigkeit des Dilatationszustands und des verwendeten Elektrolyten findet sich in den Tabellen 4 bis 6 auf Seite 53. Für die dilatierbaren Stents erfolgt hier zusätzlich eine zustandsunabhängige Darstellung. Ergänzend geben die Abbildungen 27 und 28 auf Seite 54 eine Übersicht zu $E_{I=0}$ und v_{corr} ohne Berücksichtigung des Dilatationszustands für FeCrNi und CoCr in Form von Box- Plot- Diagrammen.

Im Falle von NiTi ergaben sich für die Mittelwerte von $E_{I=0}$, i_{corr} und v_{corr} lediglich kleine Abweichungen zwischen den Elektrolyten, welche jedoch statistisch signifikant waren ($p<0,05$). Für FeCrNi unterschieden sich die $E_{I=0}$- Werte bzw. lagen für 1%NaCl am weitesten anodisch, gefolgt von PBS und Serum. v_{corr} war insgesamt für 1%NaCl doppelt so groß wie für

Ergebnisse

PBS. Die Korrosionsgeschwindigkeit in Serum war wiederum kleiner als in PBS. Die genannten Unterschiede erwiesen sich als statistisch signifikant ($p<0,05$). In 1%NaCl und PBS war v_{corr} im undilatierten Zustand, in Serum im Zustand nach Dilatation größer. Dabei war lediglich der Unterschied für Serum statistisch signifikant ($p=0,02$). Die Mittelwerte der Nullstrompotentiale variierten bei CoCr analog zu FeCrNi in 1%NaCl, PBS und Serum von anodisch nach kathodisch ($p<0,05$). Für v_{corr} waren die Gesamtwerte in 1%NaCl am größten gefolgt von PBS und Serum. Allerdings waren hier lediglich Kochsalzlösung und Serum ($p=0,02$) sowie PBS und Serum ($p=0,00002$) signifikant unterschiedlich. In 1%NaCl war die Korrosionsgeschwindigkeit im dilatierten Zustand größer. In PBS und Serum zeigten sich umgekehrte Verhältnisse. Allerdings war hierfür keine statistische Signifikanz vorhanden ($p>0,05$).

Bezogen auf die Gesamtwerte von $E_{I=0}$ in den einzelnen Elektrolyten war CoCr am edelsten, gefolgt von FeCrNi und NiTi. Signifikante Unterschiede bestanden zwischen NiTi und der jeweils anderen Legierung in 1%NaCl ($p<0,00001$). Für PBS und Serum war die Unterschiedlichkeit des Nullstrompotentials aller Stents signifikant ($p<0,05$). In Kochsalzlösung war v_{corr} von FeCrNi und CoCr in etwa doppelt so hoch wie von NiTi. Dabei war der Unterschied lediglich zwischen NiTi und FeCrNi statistisch signifikant ($p=0,0004$). Demgegenüber wies in PBS und Serum NiTi, gefolgt von CoCr und FeCrNi, den größten Wert auf. Insgesamt waren die Unterschiede hier jedoch kleiner und ausschließlich für Serum signifikant ($p<0,05$). Aus den Abbildungen 27 und 28 geht ferner hervor, dass für $E_{I=0}$ und v_{corr} die Streuung der Werte für alle Legierungen in 1%NaCl, gefolgt von PBS und Serum, am größten war. Eine Abweichung hiervon fand sich für $E_{I=0}$ von FeCrNi in PBS und Serum.

Ergebnisse

Tab. 4: NiTi: Mittelwerte und Standardabweichung von $E_{I=0}$ [V], i_{corr} [A/cm^2] und v_{corr} [µm/y]

NiTi	$E_{I=0}$ [V] vs. SCE	i_{corr} [A/cm^2]	v_{corr} [µm/y]
1%NaCl gesamt	-0,99 (±0,13)	9,64E-06 (±1,92E-06)	9,41E-03 (±1,87E-03)
PBS gesamt	-0,89 (±0,05)	1,33E-05 (±1,78E-06)	1,30E-02 (±1,74E-03)
Serum gesamt	-1,07 (±0,04)	1,07E-05 (±9,39E-07)	1,04E-02 (±9,16E-04)

Ergebnisse

Tab. 5: FeCrNi: Mittelwerte und Standardabweichung von $E_{I=0}$ [V], i_{corr} [A/cm^2] und v_{corr} [µm/y]

FeCrNi	$E_{I=0}$ [V] vs. SCE	i_{corr} [A/cm^2]	v_{corr} [µm/y]
1%NaCl undilatiert	-0,53 (±0,22)	2,68E-05 (±1,57E-05)	2,22E-02 (±1,30E-02)
1%NaCl dilatiert	-0,62 (±0,08)	2,32E-05 (±1,17E-05)	1,92E-02 (±9,66E-03)
1%NaCl gesamt	-0,58 (±0,17)	2,51E-05 (±1,37E-05)	2,08E-02 (±1,14E-02)
PBS undilatiert	-0,74 (±0,14)	1,49E-05 (±1,07E-05)	1,23E-02 (±8,83E-03)
PBS dilatiert	-0,82 (±0,05)	1,03E-05 (±3,62E-06)	8,52E-03 (±3,00E-03)
PBS gesamt	-0,78 (±0,11)	1,26E-05 (±8,16E-06)	1,04E-02 (±6,76E-03)
Serum undilatiert	-0,83 (±0,08)	6,44E-06 (±2,48E-06)	5,33E-03 (±2,05E-03)
Serum dilatiert	-1,02 (±0,09)	8,72E-06 (±1,48E-06)	7,23E-03 (±1,22E-03)
Serum gesamt	-0,92 (±0,13)	7,52E-06 (±2,33E-06)	6,23E-03 (±1,93E-03)

Ergebnisse

Tab. 6: CoCr: Mittelwerte und Standardabweichung von $E_{I=0}$ [V], i_{corr} [A/cm^2] und v_{corr} [µm/y]

CoCr	$E_{I=0}$ [V] vs. SCE	i_{corr} [A/cm^2]	v_{corr} [µm/y]
1%NaCl undilatiert	-0,57 (±0,29)	1,71E-05 (±1,33E-05)	1,68E-02 (±1,31E-02)
1%NaCl dilatiert	-0,37 (±0,35)	2,47E-05 (±3,69E-05)	2,43E-02 (±3,63E-02)
1%NaCl gesamt	-0,47 (±0,33)	2,10E-05 (±2,79E-05)	2,07E-02 (±2,74E-02)
PBS undilatiert	-0,65 (±0,17)	1,26E-05 (±2,33E-06)	1,24E-02 (±2,30E-03)
PBS dilatiert	-0,62 (±0,23)	1,17E-05 (±2,77E-06)	1,15E-02 (±2,72E-03)
PBS gesamt	-0,64 (±0,2)	1,21E-05 (±2,56E-06)	1,20E-02 (±2,52E-03)
Serum undilatiert	-0,80 (±0,13)	9,94E-06 (±2,50E-06)	9,78E-03 (±2,46E-03)
Serum dilatiert	-0,77 (±0,15)	8,41E-06 (±1,44E-06)	8,28E-03 (±1,41E-03)
Serum gesamt	-0,79 (±0,14)	9,20E-06 (±2,16E-06)	9,06E-03 (±2,13E-03)

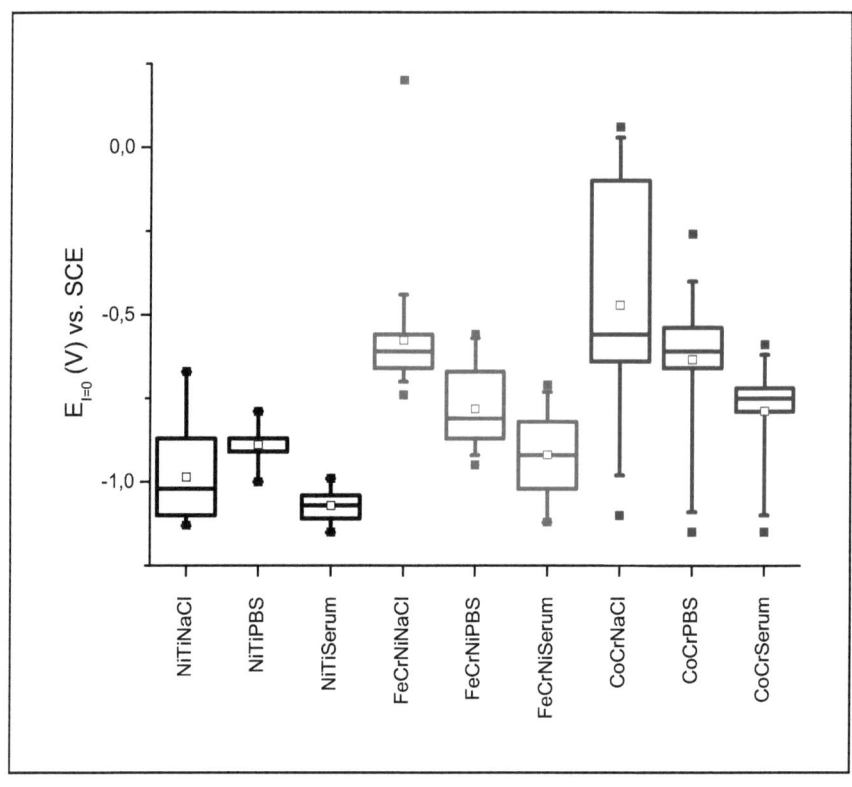

Abb. 27: Übersicht $E_{I=0}$ [V] vs. SCE; angegeben sind die 99., 75., 50., 25. sowie die 1. Perzentile

Ergebnisse

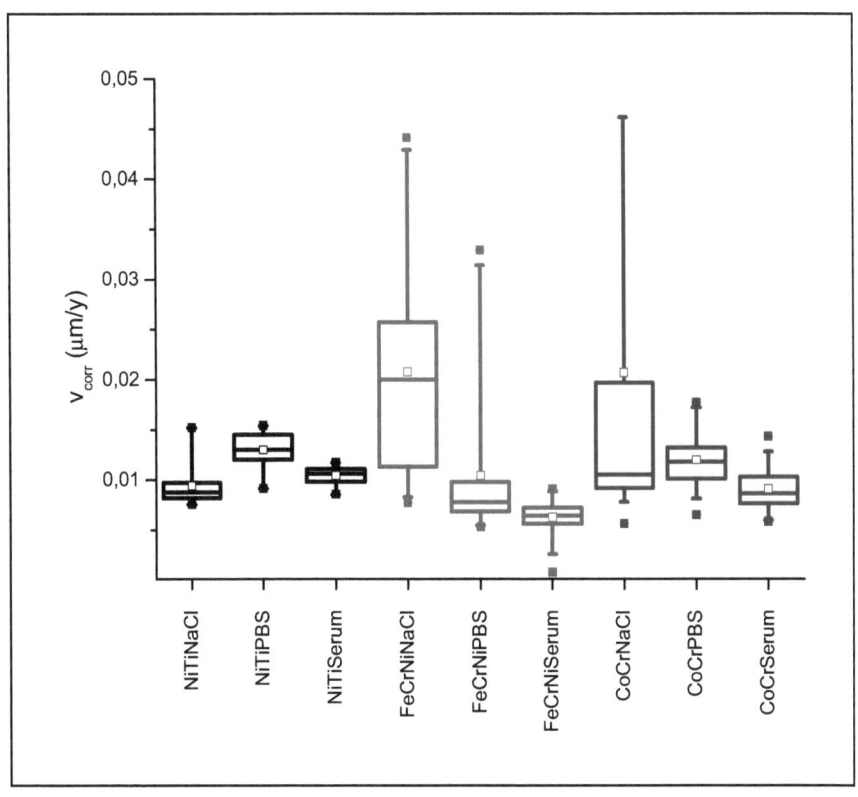

Abb. 28: Übersicht v_{corr} [µm/y]; angegeben sind die 99., 75., 50., 25. sowie die 1. Perzentile; die 99. Perzentile für CoCr in 1%NaCl liegt bei 0,146µm/y und ist nicht abgebildet

7.1.3 Impedanzspektroskopie

Im Weiteren werden die Ergebnisse der Impedanzspektroskopie systematisch anhand exemplarischer Plots der untersuchten Stents dargestellt. Im Weiteren werden die Legierungen anhand der Parameter ihrer Modellschaltbilder gegenübergestellt.

In den Abbildungen 30 bis 38 auf Seite 58ff findet sich eine Darstellung charakteristischer Nyquist-, Bode 1- und Bode 2- Plots der verschiedenen Material- Elektrolyt- Kombinationen. Alle untersuchten Messstellen wiesen hierbei eine Zeitkonstante sowie ein äquivalentes Schaltbild auf. Dieses entsprach entweder einem ohmschen Widerstand (R_S) in Reihenschaltung mit einem Konstante- Phase- Element (CPE) oder einem zusätzlichen ohmschen Widerstand (R_P) in Parallelschaltung mit dem CPE (siehe Abbildung 29). Ein CPE gleicht einem Kondensator mit dem Unterschied einer infolge von Inhomogenitäten der Oberfläche differierenden Kapazität (C bzw. Capac [F]). Diese Abweichung wird durch den dimensionslosen P- Faktor (CPE- P) ausgedrückt [6]. Das Schaltbild in Abbildung 29 links entsprach den Plots einer Messstelle von NiTi (mit 1%NaCl), sieben von FeCrNi (davon dreimal mit 1%NaCl und viermal mit PBS) sowie einer von CoCr (mit PBS). Messstelle 3 auf Stent S (mit PBS) konnte kein passendes Schaltbild zugeordnet werden. Alle weiteren 35 Stellen entsprachen der Schaltung in Abbildung 29 rechts.

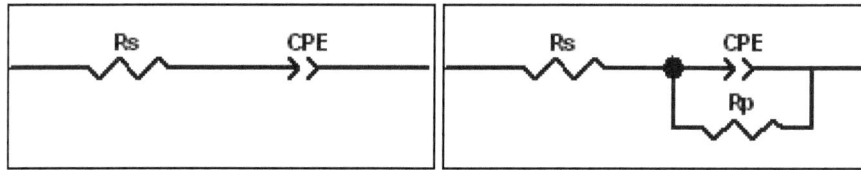

Abb. 29: äquivalente Schaltbilder: links R_S-CPE, rechts R_S-(CPE-R_P)

Nickel- Titan

Die Abbildungen 30 bis 32 auf Seite 58 zeigen exemplarische Plots von NiTi in 1%NaCl, PBS und Serum.

Der Nyquist- Plot von NiTi (siehe Abbildung 30) zeigte weder eindeutig lineare Verläufe im niedrigfrequenten Bereich noch halbkreisförmige Kurven, sondern eine Zwischenform. Im Bode 1- Plot (siehe Abbildung 31) war für alle Elektrolyten ein Maximum in der Phasenverschiebung (Φ [°]) bei Frequenzen zwischen 1 und 4Hz im Sinne kapazitiver Prozesse festzustellen. Für 1%NaCl war diese mit ca. -75° am größten, für Serum mit ca. -60° am geringsten. Im Niedrigfrequenzbereich fanden sich die

Ergebnisse

größten Impedanzen (Z_{ges} [$\Omega*cm^2$]). Die Frequenzen mit kleinen Phasenverschiebungen (1- 10kHz) bzw. einer Annäherung von Φ an 0° im Sinne eines dominierenden ohmschen Widerstandes wiesen Impedanzplateaus auf. Dabei näherte sich die PBS- Kurve am stärksten 0° an, gefolgt von Serum und 1%NaCl. Im Bode 2- Plot (siehe Abbildung 32) war ersichtlich, dass die größten Kapazitäten (C bzw. Capac [F]) bei geringen Frequenzen auftraten und anschließend abnahmen. Bei der initialen Frequenz von 0,1Hz wies PBS gefolgt von Serum und 1%NaCl die höchsten Werte auf. Ab ca. 10kHz war kein Unterschied mehr festzustellen und C ging gegen 0F im Sinne einer Prozessdominanz des Lösungswiderstandes im Hochfrequenzbereich.

Eisen- Chrom- Nickel

Exemplarische Plots von FeCrNi in 1%NaCl, PBS und Serum sind in den Abbildungen 33 bis 35 auf Seite 59 dargestellt.

Für FeCrNi fanden sich im Nyquist- Plot annähernd lineare Verläufe (siehe Abbildung 33). Im Bode 1- Plot wies im undilatierten Zustand FeCrNi in 1%NaCl mit -33° bei ca. 10Hz die geringste maximale Phasenverschiebung auf (siehe Abbildung 34 links). Das Maximum von Φ lag für PBS mit -68° bei ca. 0,2Hz sowie für Serum mit -59° bei ca. 8Hz. Die stärkste Annäherung von Φ an 0° fand sich für alle Elektrolytlösungen zwischen 1kHz und 10kHz. Im dilatierten Zustand lag die größte Phasenverschiebung der gezeigten Messstellen für 1%NaCl mit -47° bei ca. 0,8Hz, für PBS mit -58° bei ca. 1,1Hz sowie für Serum mit -65° bei ca. 10Hz (siehe Abbildung 34 rechts). Die Minimalwerte der Phasenverschiebungen lagen wiederum zwischen 1kHz und 10kHz, wobei die Annäherung an 0° für 1%NaCl am stärksten war. Insgesamt waren die größten Impedanzen im niedrigfrequenten Bereich zu finden. Dabei wies Serum, gefolgt von PBS und 1%NaCl, die größten Z_{ges}- Werte auf. Im

Ergebnisse

Bereich der genannten Annäherung von Φ an 0° fanden sich Impedanzplateaus. Im Bode 2- Plot war festzustellen, dass für 1%NaCl die größten, für Serum die kleinsten Kapazitäten im niedrigfrequenten Bereich auftraten (siehe Abbildung 35). Ab ca. 10kHz war kein Unterschied erkennbar und C nahm einen Wert von 0F an. Die gezeigten Unterschiede vor und nach Dilatation sind entsprechend der auftretenden Variabilität der Kurvenverläufe der einzelnen Messstellen zu relativieren.

Kobalt- Chrom

In den Abbildungen 36 bis 38 auf Seite 60 sind exemplarische Plots von CoCr in 1%NaCl, PBS und Serum dargestellt.

Für CoCr zeigte der Nyquist- Plot neben Zwischenformen aus linearen Verläufen und abgeflachten Halbkreisen (siehe Abbildung 36 links) auch Halbkreise mit linearem Anteil in niedrigfrequenten Bereich (siehe Abbildung 36 rechts). Im Bode 1- Plot wiesen im undilatierten und dilatierten Zustand alle Material- Elektrolytkombinationen zwischen 6Hz und 11Hz maximale Phasenverschiebungen auf (siehe Abbildung 37). Diese waren im undilatierten Zustand für PBS mit -67° sowie im Zustand nach Dilatation mit -70° für 1%NaCl am größten und in beiden Fällen mit -63° für Serum am niedrigsten. Die kleinste Phasenverschiebung fand sich im Bereich zwischen 10kHz und 12kHz, wobei sich vor Dilatation Φ für PBS, gefolgt von Serum, am stärksten 0° annäherte. Im dilatierten Zustand galt dies in analoger Weise für 1%NaCl, gefolgt von Serum. Die Impedanzen waren, wie bei den anderen Legierungen, im niedrigfrequenten Bereich am größten. Insgesamt waren die Unterschiede zwischen den verwendeten Elektrolyten geringer als bei NiTi und FeCrNi. Initial war die größte Impedanz für 1%NaCl, die geringste für Serum zu finden. Im Bereich sich andeutender Impedanzplateaus war Z_{ges} jedoch für Serum größer als für 1%NaCl. Im Bode 2- Plot wiesen die mit Serum

Ergebnisse

behandelten Messstellen die größte Kapazität auf (siehe Abbildung 38). Im undilatierten Zustand zeigte PBS initial den geringsten Wert für C, wobei oberhalb von 0,2Hz 1%NaCl geringere Kapazitäten aufwies. Im Zustand nach Dilatation zeigte 1%NaCl die geringste Kapazität über das gesamte Frequenzspektrum. Auch für CoCr gilt die Relativierung der gezeigten Unterschiede im Zustand vor und nach Dilatation durch die Variabilität des Kurvenverlaufs einzelner Messstellen.

Ergebnisse

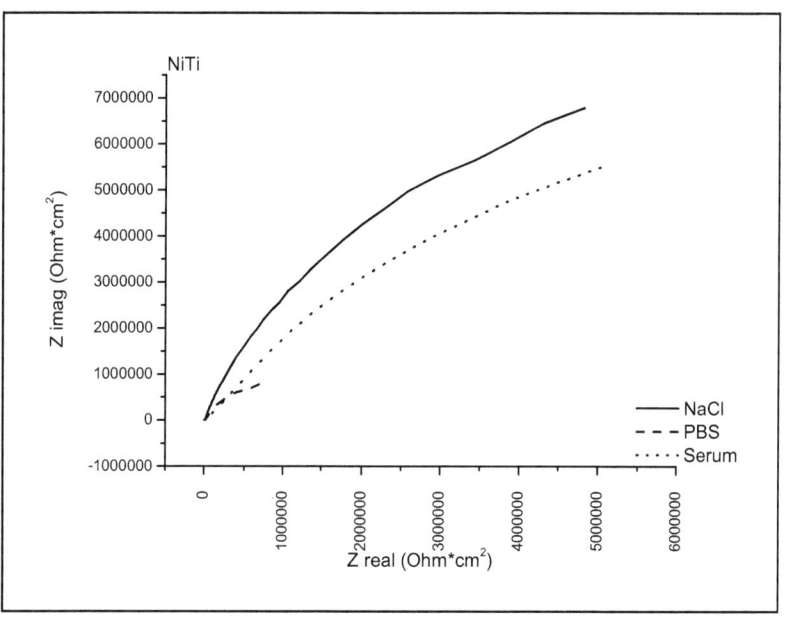

Abb. 30: EIS NiTi mit 1%NaCl, PBS und Serum (Stent K, Ms. 10, 5, 9), Nyquist- Plot

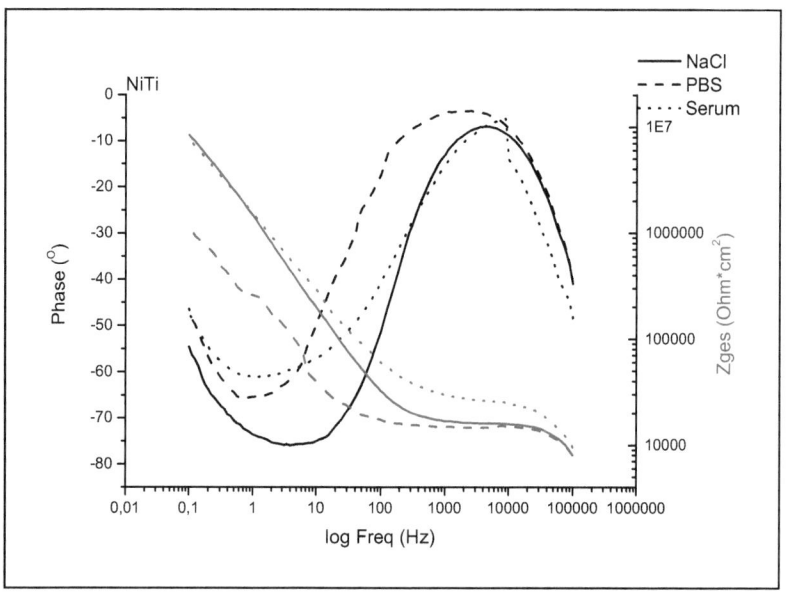

Abb. 31: EIS NiTi mit 1%NaCl, PBS und Serum (Stent K, Ms. 10, 5, 9), Bode 1- Plot

Ergebnisse

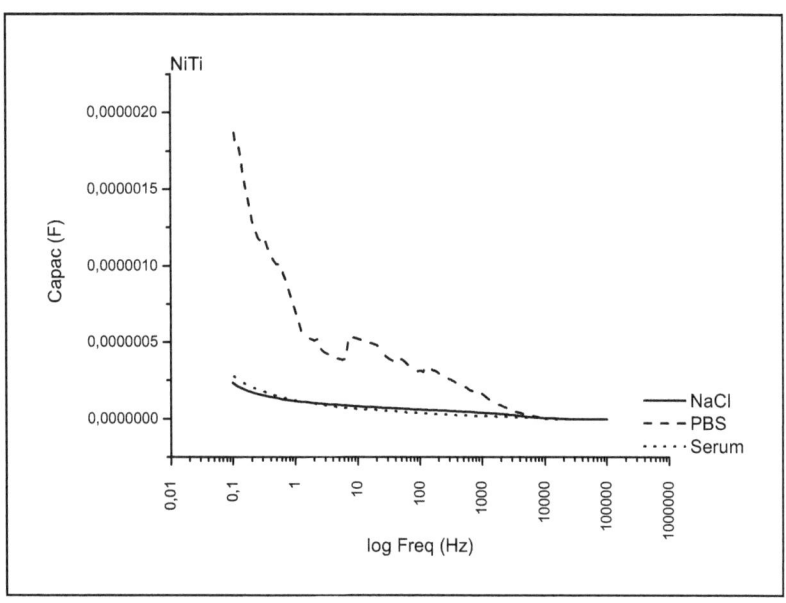

Abb. 32: EIS NiTi mit 1%NaCl, PBS und Serum (Stent K, Ms. 10, 5, 9), Bode 2- Plot

Ergebnisse

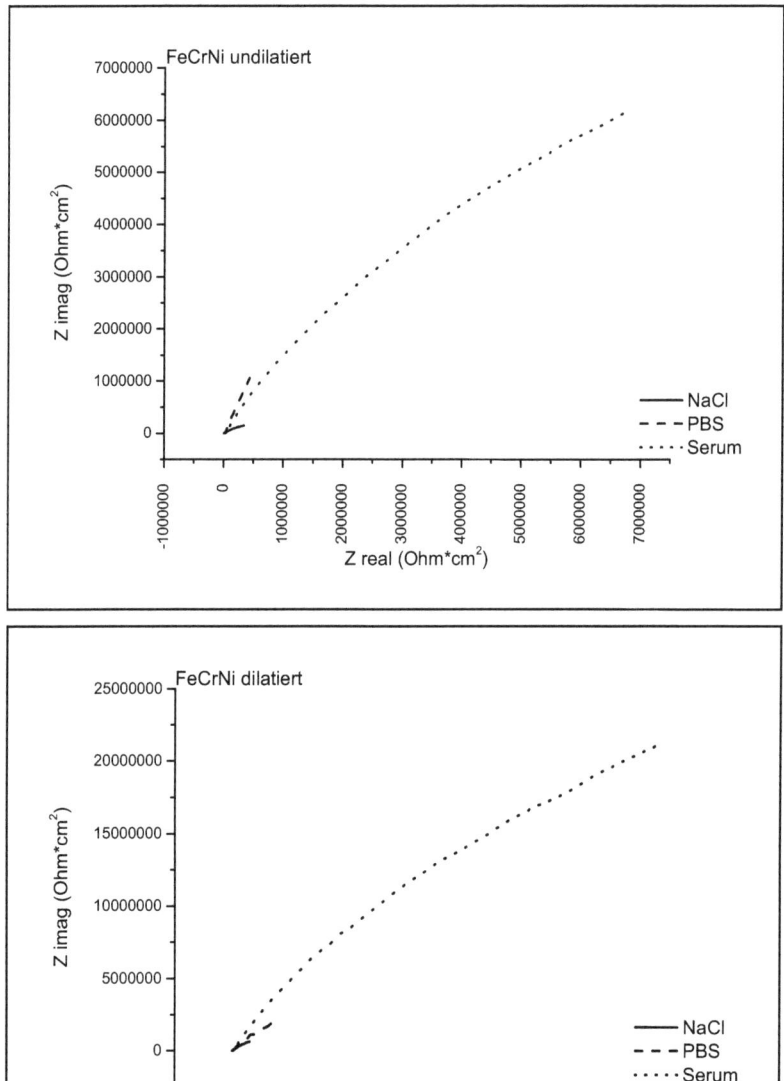

Abb. 33: EIS FeCrNi mit 1%NaCl, PBS und Serum (Stent O, Q, U), oben undilatiert (Ms. 1, 3, 3), unten dilatiert (Ms. 5, 4, 5), Nyquist- Plot

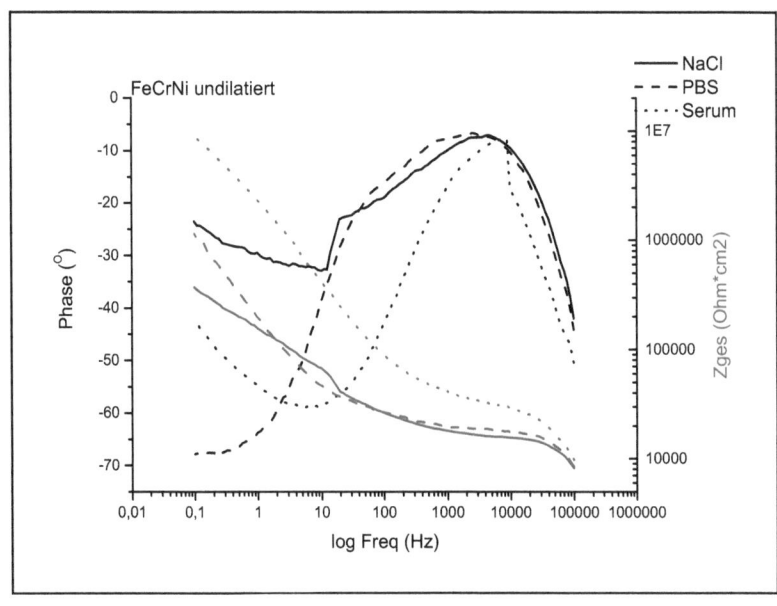
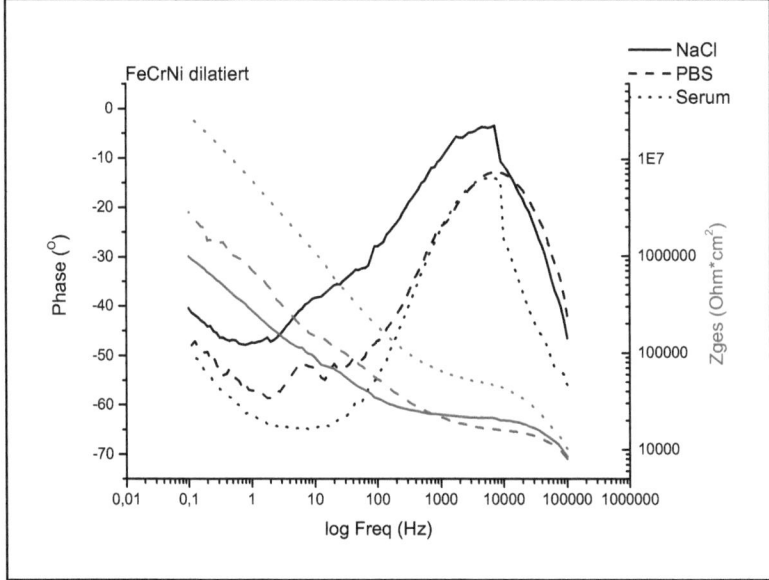

Abb. 34: EIS FeCrNi mit 1%NaCl, PBS und Serum (Stent O, Q, U), oben undilatiert (Ms. 1, 3, 3), unten dilatiert (Ms. 5, 4, 5), Bode 1- Plot

Ergebnisse

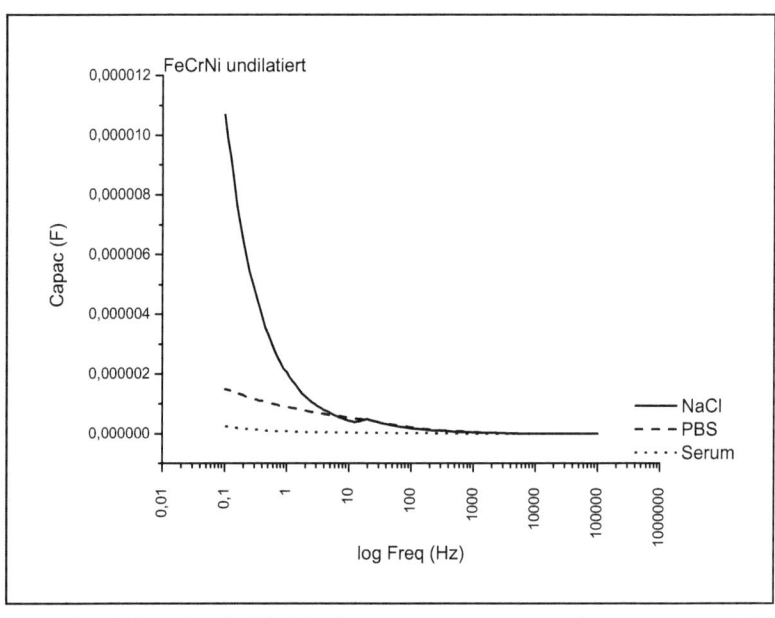

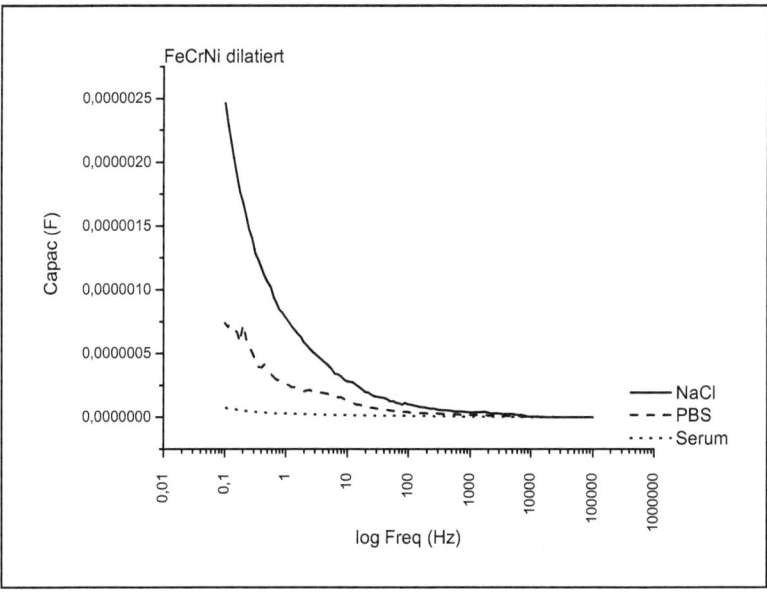

Abb. 35: EIS FeCrNi mit 1%NaCl, PBS und Serum (Stent O, Q, U), oben undilatiert (Ms. 1, 3, 3), unten dilatiert (Ms. 5, 4, 5), Bode 2- Plot

Ergebnisse

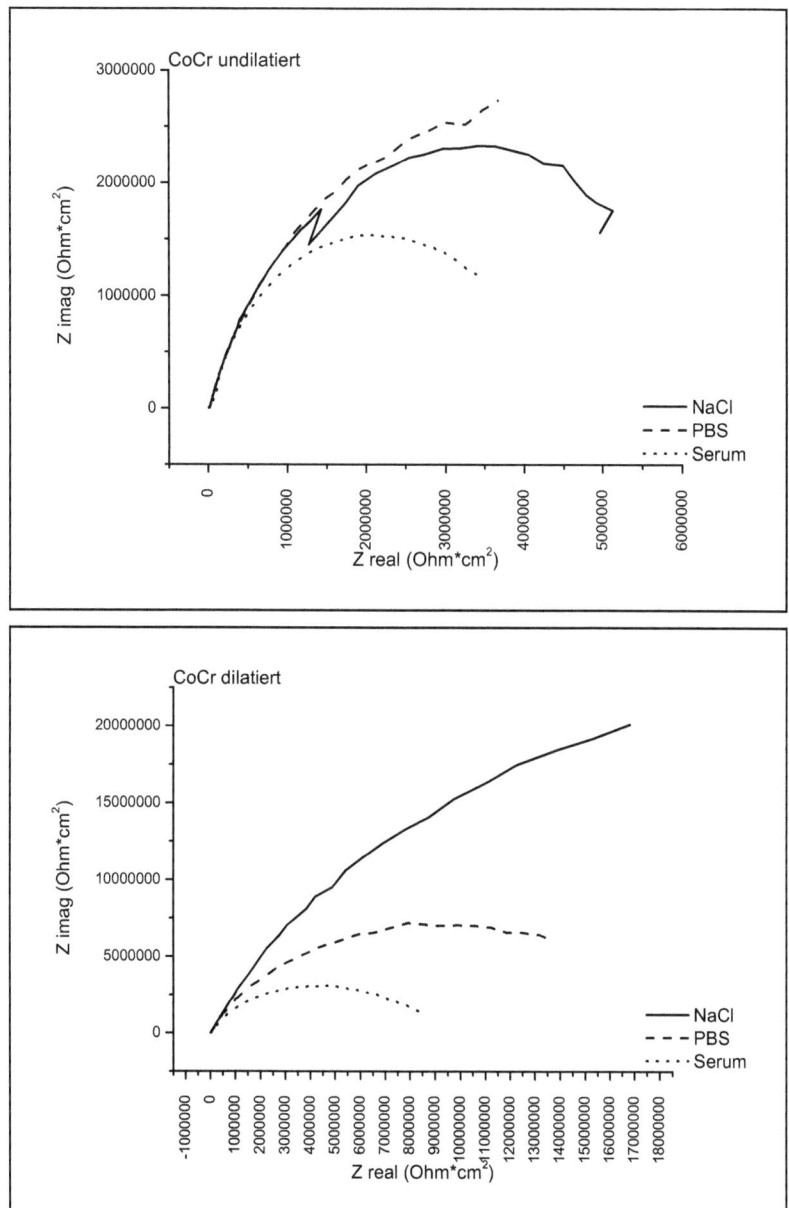

Abb. 36: EIS CoCr mit 1%NaCl, PBS und Serum (Stent R, S, T), oben undilatiert (Ms. 3, 1, 2), unten dilatiert (Ms. 5, 4, 6), Nyquist- Plot

Ergebnisse

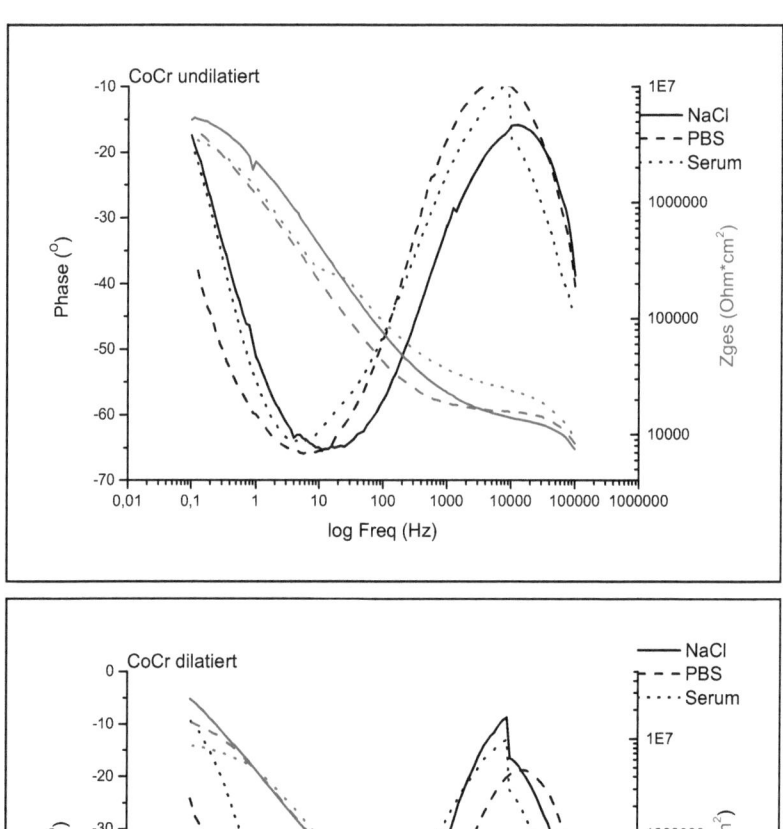

Abb. 37: EIS CoCr mit 1%NaCl, PBS und Serum (Stent R, S, T), oben undilatiert (Ms. 3, 1, 2), unten dilatiert (Ms. 5, 4, 6), Bode 1- Plot

Ergebnisse

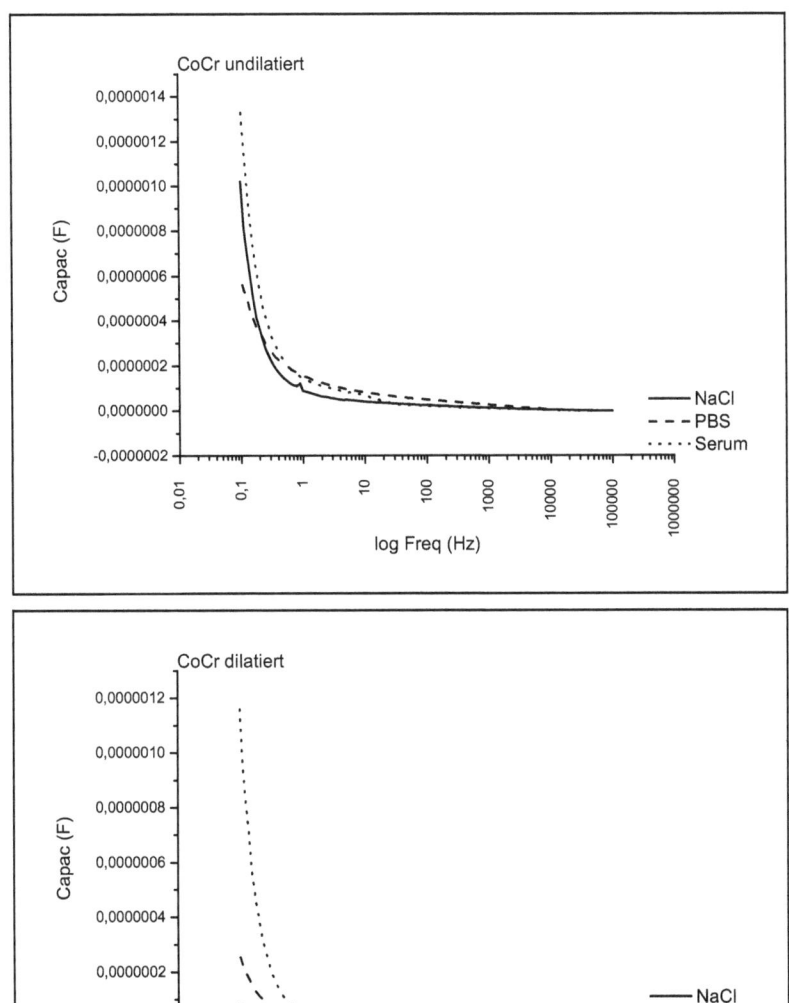

Abb. 38: EIS CoCr mit 1%NaCl, PBS und Serum (Stent R, S, T), oben undilatiert (Ms. 3, 1, 2), unten dilatiert (Ms. 5, 4, 6), Bode 2- Plot

Ergebnisse

Gegenüberstellung der Legierungen

In den Tabellen 7 bis 9 sind die Mittelwerte und Standardabweichungen der Parameter der äquivalenten Schaltbilder angegeben. Die Quantität der Werte und deren Standardabweichung lassen im Gegensatz zur CV eine Betrachtung von FeCrNi und CoCr vor und nach Dilatation nicht sinnvoll erscheinen. Daher werden an dieser Stelle beide Zustände vereinfachend zusammengefasst. R_S entspricht in den betrachteten Schaltbildern dem Lösungswiderstand des jeweiligen Elektrolyten. Im Hochfrequenzbereich dominiert dieser im Sinne eines ohmschen Widerstandes. Das CPE repräsentiert die Kapazität der elektrochemischen Doppelschicht bzw. der Passivschicht. CPE- T [F] gibt dabei die Kapazität des Konstante- Phase- Elements an, während CPE- P als dimensionsloser Faktor den Charakter des Elements beschreibt. 0 entspricht dabei einem Widerstand, 0,5 einer Warburg- Impedanz und 1 einem Kondensator. R_P repräsentiert, sofern im Schaltbild vorhanden, im vorliegenden Fall den Widerstand der Passivschicht bzw. stellt einen Polarisationswiderstand (CTR) dar [6]. Abbildung 39 zeigt ein Box- Plot- Diagramm von CPE- P des Konstante- Phase- Elements. Aufgrund der unterschiedlichen Größenordnungen von CPE- T, R_S und R_P sowie der Standardabweichung der Werte (siehe Tabellen 7 bis 9) wird auf eine entsprechende Darstellung für diese Parameter verzichtet.

Ergebnisse

Tab. 7: **NiTi**: Mittelwerte und Standardabweichung von R_S [Ω], CPE- T [F], CPE- P und R_P [Ω]

NiTi	R_s [Ω]	CPE- T [F]	CPE- P	R_P [Ω]
1%NaCl	18.424	1,16E-07	0,87	16.041.000
gesamt	(±3921)	(±3,33E-08)	(±0,05)	(±4.934.191)
PBS	121	1,12E-04	0,81	23.865
gesamt	(±7)	(±3,72E-05)	(±0,01)	(±8.024)
Serum	24.769	1,56E-07	0,74	26.806.666
gesamt	(±1776)	(±4,44E-08)	(±0,00)	(±5.666.318)

Tab. 8: **FeCrNi**: Mittelwerte und Standardabweichung von R_S [Ω], CPE- T [F], CPE- P und R_P [Ω]

FeCrNi	R_s [Ω]	CPE- T [F]	CPE- P	R_P [Ω]
1%NaCl	141	1,3E-04	0,6	32.413
gesamt	(±24)	(±9,54E-05)	(±0,12)	(±14.693)
PBS	127	8,73E-05	0,71	64.794.024
gesamt	(±39)	(±5,42E-05)	(±0,14)	(±91.508.069)
Serum	42.123	4,78E-08	0,71	90.717.167
gesamt	(±6546)	(±3,09E-08)	(±0,09)	(±79.916.176)

Ergebnisse

Tab. 9: CoCr: Mittelwerte und Standardabweichung von R_S [Ω], CPE- T [F], CPE- P und R_P [Ω]

CoCr	R_s [Ω]	CPE- T [F]	CPE- P	R_P [Ω]
1%NaCl	17.467	9,92E-08	0,8	29.329.983
gesamt	(±3758)	(±6,16E-08)	(±0,03)	(±38410495)
PBS	18.925	9,2E-08	0,78	36.843.700
gesamt	(±6654)	(±6,7E-08)	(±0,08)	(±51490554)
Serum	36.720	8,25E-08	0,74	8.558.967
gesamt	(±11326)	(±4,85E-08)	(±0,06)	(±2910708)

Im Weiteren werden die Parameter der Modellschaltbilder in Form ihrer Mittelwerte für die verschiedenen Material- Elektrolyt- Kombinationen dargestellt.

Für die Lösungswiderstände R_S fielen zunächst für die gleichen Elektrolyten verschiedene Mittelwerte auf den unterschiedlichen Stents auf. Ein signifikanter Unterschied von R_S der jeweiligen Lösung zwischen den verwendeten Legierungen wurde nicht erwartet. Zudem wurde eine Zunahme des Widerstands von 1%NaCl über PBS zu Serum angenommen. Letzteres war lediglich für CoCr festzustellen, wobei die Unterschiede zwischen 1%NaCl und Serum (p=0,006) sowie zwischen PBS und Serum (p=0,007), nicht jedoch für 1%NaCl und PBS (p=0,5) statistisch signifikant waren. Für 1%NaCl unterschieden sich NiTi und FeCrNi (p=0,00003) sowie FeCrNi und CoCr (p=0,00001) signifikant voneinander. Hingegen waren für PBS die Unterschiede zwischen NiTi und CoCr (p=0,00001) sowie zwischen FeCrNi und CoCr (p<0,00001) signifikant. Für Serum unterschieden sich lediglich die R_S- Werte von NiTi und FeCrNi signifikant (p=0,007).

Ergebnisse

R_P war lediglich in 35 von 45 Messstellen von Bedeutung im Rahmen des Fittings. Eine Überprüfung auf Normalverteilung von R_P war folglich nicht in allen Fällen möglich, da partiell zu wenige Werte zur Verfügung standen. Für NiTi waren signifikante Unterschiede zwischen 1%NaCl und PBS (p=0,008) sowie PBS und Serum (p=0,001) festzustellen, wobei der größte Wert für Serum gefolgt von 1%NaCl und PBS zu finden war. Für die in den Tabellen 8 und 9 gezeigten Unterschiede von R_P zeigte sich hingegen keine Signifikanz (p>0,05). Die größten Widerstände für FeCrNi fanden sich in Serum, gefolgt von PBS und 1%NaCl, wohingegen für CoCr R_P in PBS am größten und in Serum am kleinsten war. Für 1%NaCl konnte zwischen FeCrNi und CoCr im Mittelwert für R_P kein signifikanter Unterschied festgestellt werden (p=0,064), während für die Unterschiede beider Materialien gegenüber NiTi eine Signifikanz vorlag (p<0,05). Im Falle von PBS unterschieden sich alle Materialien nicht signifikant voneinander (p>0,05), während sich für Serum CoCr von NiTi (p=0,0003) und von FeCrNi (p=0,03) signifikant unterschied.

Für NiTi waren die größten Kapazitäten des CPE für PBS gefolgt von Serum und 1%NaCl zu finden. Dabei war CPE- T für 1%NaCl und PBS (p=0,006) sowie für PBS und Serum (p=0,007) signifikant unterschiedlich. 1%NaCl wies die größte, Serum die kleinste Kapazität für FeCrNi auf. Hierbei zeigte sich eine Signifikanz für die Unterschiede zwischen 1%NaCl und Serum (p=0,01) sowie zwischen PBS und Serum (p=0,007). Für CoCr fanden sich analog zu FeCrNi die größten CPE- T- Werte für 1%NaCl gefolgt von PBS und Serum. Die Unterschiede waren indes geringer und nicht statistisch signifikant (p>0,05). Bezogen auf 1%NaCl waren die in den Tabellen 7 bis 9 dargestellten Unterschiede zwischen den Legierungen lediglich für FeCrNi und CoCr signifikant (p=0,01), wobei Edelstahl die größte und Kobalt- Chrom die kleinste Kapazität des CPE aufwies. Für PBS wies NiTi gefolgt von FeCrNi und CoCr die größten Kapazitäten auf,

Ergebnisse

wobei lediglich eine Signifikanz für den Unterschied zwischen NiTi und CoCr (p=0,0004) sowie zwischen FeCrNi und CoCr (p=0,007) vorlag. Die Staffelung von CPE- T von groß nach klein in Serum entsprach der Reihenfolge NiTi, CoCr, FeCrNi. Statistisch signifikant war dabei der Unterschied zwischen Nickel- Titan und Edelstahl (p=0,0008).

Für NiTi war der P- Faktor des CPE am größten für 1%NaCl und am kleinsten für Serum. Dabei zeigten sich zwischen 1%NaCl und Serum (p=0,01) sowie zwischen PBS und Serum (p=0,0005) signifikante Unterschiede. Im Falle von FeCrNi fanden sich signifikante Unterschiede für CPE- P zwischen 1%NaCl und Humanserum (p=0,02). Dabei lagen die Werte für PBS und Serum in einem ähnlichen Bereich und insgesamt über dem Wert von 1%NaCl. Gefolgt von PBS und Serum wies 1%NaCl für CoCr analog zu NiTi die größten CPE- P- Werte auf, wobei sich lediglich eine statistische Signifikanz für den Unterschied zwischen 1%NaCl und Serum fand. Beim Vergleich der Materialien untereinander fanden sich bezogen auf den P- Faktor für 1%NaCl signifikante Unterschiede zwischen NiTi und FeCrNi (p=0,007) sowie zwischen FeCrNi und CoCr (p=0,002). NiTi wies gefolgt von CoCr und FeCrNi den größten Wert für Kochsalzlösung auf. Ferner waren für PBS keine signifikanten Unterschiede der Legierungen feststellbar (p>0,05). Die Reihenfolge von CPE- P von groß nach klein entsprach der von 1%NaCl. Beim Vergleich der mit Serum behandelten Stellen zeigten NiTi und CoCr gleiche Mittelwerte für CPE- P, wobei FeCrNi einen kleineren P- Faktor aufwies. Dabei war jedoch lediglich der Unterschied zwischen Nickel- Titan und Edelstahl signifikant (p=0,04). Das Box- Plot- Diagramm in Abbildung 39 zeigt für FeCrNi eine stärkere Streuung der CPE- P- Werte im Vergleich zu CoCr. Da für NiTi lediglich drei Werte pro Elektrolyt erhalten wurden, ist ein Vergleich hierzu nicht möglich. Weiterhin wird hierdurch eine kleine Streuung vorgetäuscht.

Ergebnisse

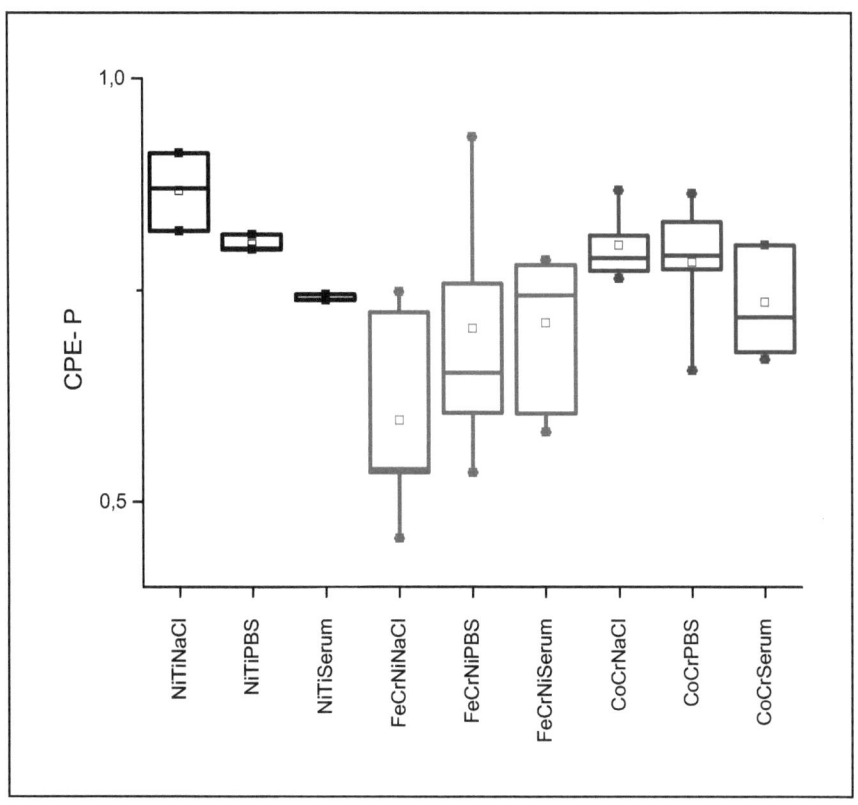

Abb. 39: Übersicht CPE- P; angegeben sind die 99., 75., 50., 25. sowie die 1. Perzentile

7.2 EDX- Analyse

Im Folgenden sollen die Ergebnisse der exemplarischen EDX- Analyse nativer und behandelter Oberflächen dargestellt und abschließend gegenübergestellt werden. Ergänzend werden REM- Aufnahmen der betreffenden Messstellen angefügt.

7.2.1 Exemplarische EDX- Analyse nativer Oberflächen

In den Tabellen 10 bis 12 sind die ermittelten elementaren Legierungszusammensetzungen im Nativzustand angegeben. Um Veränderungen während der Lagerung durch Luftsauerstoff sowie organische Verunreinigungen auszublenden, wurden Sauerstoff (O) und Kohlenstoff (C) vereinfachend nicht berücksichtigt. Die Abbildungen 40 bis 42 auf Seite 65f zeigen REM- Aufnahmen der Stentoberflächen in nativem Zustand.

Insgesamt stellten sich die Oberflächen bei Vergrößerung um das 40fache als homogen und mikroskopisch glatt dar. Bei 73 bis 1900facher Vergrößerung wurden neben Unebenheiten und Mikrorauhigkeiten der Oberfläche auch Verunreinigungen auf allen Stents sichtbar (siehe Abbildungen 40 bis 42). Letztere waren jedoch vermutlich nicht herstellungsbedingt, sondern während der Untersuchung bzw. Lagerung im Rahmen der vorliegenden Arbeit eingetragen worden. Auf dem CoCr- Stent waren zudem bei 1900facher Vergrößerung im Sekundärelektronenbild die Korngrenzen des Legierungsgefüges erkennbar (siehe Abbildung 42). Im Zustand nach Dilatation fanden sich enge Spalten zwischen benachbarten Streben des FeCrNi- Stents, wie in Abbildung 41 rechts gezeigt.

Tab. 10: NiTi: elementare Zusammensetzung der Oberfläche [at%] (Stent K)

Element	Ni	Ti
[at%]	50,80	49,20

Tab. 11: FeCrNi: elementare Zusammensetzung der Oberfläche [at%] (Stent O)

Element	Fe	Cr	Ni	Mn	Mo	Si	Al
[at%]	62,04	18,74	13,85	1,78	1,69	1,18	0,71

Tab. 12: CoCr: elementare Zusammensetzung der Oberfläche [at%] (Stent R)

Element	Co	Cr	Ni	W	Mn
[at%]	55,47	25,11	12,12	5,51	1,79

Ergebnisse

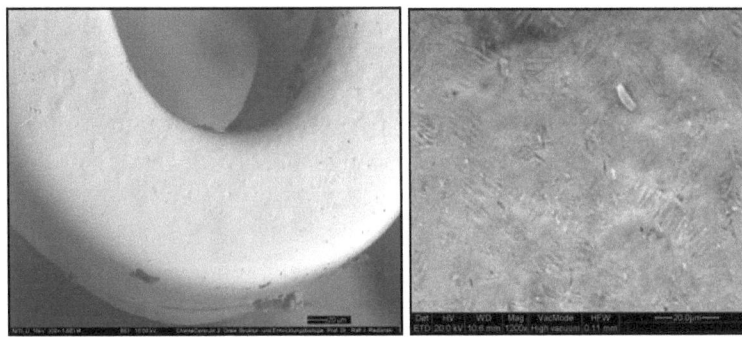

Abb. 40: REM NiTi nativ (Stent K), links: BEI (10kV) 308x, rechts: SEI (20kV) 1200x

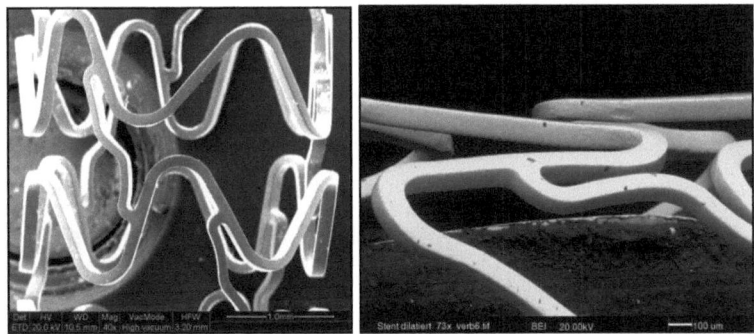

Abb. 41: REM FeCrNi nativ (Stent O dil.), links: links SEI (20kV) 40x, rechts: BEI (20kV) 73x

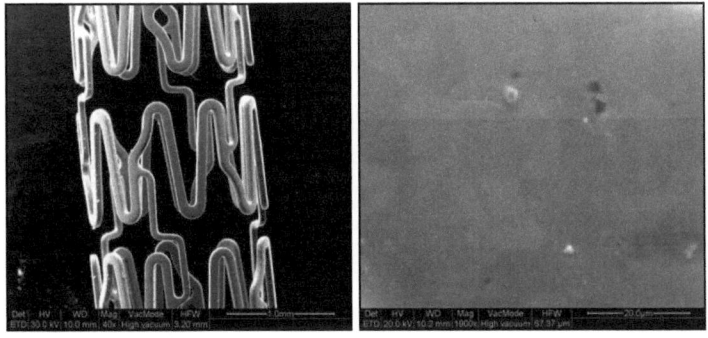

Abb. 42: REM CoCr nativ (Stent R undil.), links: SEI (30kV) 40x, rechts: SEI (20kV) 1900x

Ergebnisse

7.2.2 Exemplarische EDX- Analyse behandelter Oberflächen

Die Tabellen 13 bis 15 auf Seite 68 stellen die elementaren Zusammensetzungen der untersuchten Stellen im Zustand nach Durchführung der elektrochemischen Messungen dar. Die Abbildungen 43 bis 51 auf Seite 69ff zeigen ausgewählte REM- Aufnahmen.

Nickel- Titan

Die rasterelektronenmikroskopischen Aufnahmen von NiTi zeigten keine Korrosionszeichen. Allerdings fand sich für 1%NaCl und PBS auskristallisierter Elektrolyt, wie in den Abbildungen 43 und 44 zu sehen ist. In beiden Lösungen wies NiTi im Vergleich zum nativen Zustand lediglich marginale Veränderungen der Zusammensetzung der Oberfläche auf. Weder Natrium, Chlor, noch Phosphor konnten nachgewiesen werden. Die EDX- Spektren wurden hierbei auf Flächen ohne kristalline Ablagerungen aufgezeichnet. Die mit Humanserum behandelte Messstelle wies hingegen 27,59at% Natrium auf. Dementsprechend waren Ni und Ti im Vergleich zu den anderen Messstellen reduziert, wobei die Reduktion für Titan in stärkerem Maße ausfiel. In dem Spektrum fanden sich zudem Hinweise auf die Anwesenheit der Elemente Schwefel (S) und Calcium (Ca). Allerdings lag der von der Software angegebene potentielle Fehler über dem eigentlichen Prozentanteil, sodass ihr Vorhandensein und die Quantität nicht sicher erfasst werden konnten. Die REM- Aufnahme in Abbildung 45 zeigte analog zu den mikroskopischen Beobachtungen während der Durchführung der Messungen ein Präzipitat aus Serumbestandteilen.

Eisen- Chrom- Nickel

Die behandelte Oberfläche von FeCrNi wies für alle Elektrolytlösungen Reduktionen von Fe, Cr und Ni im Vergleich zu nativem Edelstahl auf. Dabei war der Verlust von Eisen und Chrom für 1%NaCl, die Abreicherung von Nickel für PBS am größten. Für Serum fand sich die geringste

Ergebnisse

Reduktion der drei Elemente, wobei sich Nickel vom Nativzustand lediglich um ca. 0,1at% unterschied. Eine anteilige Zunahme fand sich für Mn, Si und Al. Der Molybdängehalt war nach Behandlung mit 1%NaCl erhöht. Für PBS und Serum war jedoch hiervon abweichend eine Abreicherung festzustellen. Natrium konnte auf allen drei Messstellen nachgewiesen werden. Chlorid war nur auf der mit Kochsalzlösung, Phosphor nur auf der mit PBS behandelten Stelle vorzufinden. Der Chloridanteil von 32,14at% kann dabei nicht vollständig NaCl- Ablagerungen entsprechen, da der Na-Anteil lediglich 12,92at% beträgt. Folglich müssen Chloride, vermutlich vorrangig der angereicherten Elemente, auf der Oberfläche entstanden sein. Wie in Abbildung 46 dargestellt, wies die entsprechende Messstelle (Ms. 1 auf Stent O) nach Durchführung der elektrochemischen Messungen mit 1%NaCl Korrosionszeichen im Sinne von Lochfraß mit angrenzenden Ablagerungen sowie eines größeren kraterförmigen Defekts auf. Dieser dehnte sich über die Hälfte der Strebenbreite aus. Die mit PBS behandelte Stelle zeigte unregelmäßige Ablagerungen (siehe Abbildung 47). Eine Punktanalyse ergab eine Zusammensetzung aus vorrangig Na, K und Cl. Hieraus ergibt sich, dass es sich vermutlich um NaCl und KCl handelte. In der 331fachen Vergrößerung (siehe Abbildung 47 links) war zudem eine kraterförmige Struktur erkennbar. Ob diese in ihrer Tiefenausdehnung das Metall des Stents erfasst oder sich auf die Ablagerungen beschränkt, ist nicht erkennbar. Abbildung 48 zeigt die mit Serum behandelte Messstelle. Auf der rechten Seite ist ein vergrößerter Ausschnitt

Kobalt- Chrom

Für CoCr konnte nach Behandlung mit Kochsalzlösung eine Reduktion von Co bei einer Anreicherung der restlichen Legierungsbestandteile festgestellt werden. Für PBS fand sich eine Abreicherung von Kobalt und Nickel, wohingegen der Gehalt an Cr, W und Mn zunahm. Die

Ergebnisse

oberflächliche Abnahme des Kobaltanteils war für 1%NaCl größer als für PBS. Auf der mit 1%NaCl behandelten Messstelle konnten Na und Cl nachgewiesen werden. Die mit PBS behandelte Stelle wies lediglich Na auf. Das Spektrum zeigte hier Emissionspeaks weiterer Elemente (Chlor (Cl), Phosphor (P), Kalium (K)). Auch hier war der theoretische Fehler größer als der errechnete Anteil.

Die rasterelektronenmikroskopischen Aufnahmen zeigten für 1%NaCl unregelmäßige Ablagerungen auf der gesamten Messfläche (siehe Abbildung 49). Schollenförmige Rückstände fanden sich auch auf der mit PBS behandelten Stelle (siehe Abbildung 50). Diese bedeckten die Messstelle unvollständig bzw. erschienen partiell abgeplatzt. Die Oberfläche der Stentstrebe wies Korrosionszeichen in Form von Substanzverlusten entlang der Korngrenzen auf. Eine Messstelle, auf welcher elektrochemische Messungen mit Serum durchgeführt worden waren, wurde abschließend rasterelektronenmikroskopisch untersucht. Abbildung 51 links zeigt ein Serumpräzipitat. Die vergrößerte Darstellung derselben Stelle (siehe Abbildung 51 rechts) ergab nach Entfernung des Präzipitats keine morphologischen Hinweise auf abgelaufene Korrosion.

Tab. 13: NiTi: elementare Zusammensetzung der Oberfläche [at%] (Stent K, Ms. 11, 5, 9)

Element [at%] Elektrolyt	Ni	Ti	Na
1%NaCl	51,57	48,43	-
PBS	50,92	49,08	-
Serum	45,60	26,31	27,59

Ergebnisse

Tab. 14: FeCrNi: elementare Zusammensetzung der Oberfläche [at%] (Stents O, Q, U, Ms. 1, 1, 2)

Element [at%] / Elektrolyt	Fe	Cr	Ni	Mn	Mo	Si	Al	Na	Cl	P
1%NaCl	12,69	6,11	6,65	6,73	16,78	2,68	3,31	12,92	32,14	-
ohne Na, Cl	23,10	11,12	12,10	12,25	30,54	4,88	6,03	-	-	-
PBS	34,25	12,60	3,99	2,50	0,65	8,77	11,61	23,77	-	1,54
ohne Na, P	44,93	16,53	5,23	3,28	0,85	11,50	15,23	-	-	-
Serum	50,57	13,72	11,75	3,29	0,36	1,84	3,44	14,53	-	-
ohne Na	59,17	16,05	13,75	3,85	0,42	2,15	4,03	-	-	-

Tab. 15: CoCr: elementare Zusammensetzung der Oberfläche [at%] (Stents R, S, Ms. 3, 1)

Element [at%] / Elektrolyt	Co	Cr	Ni	W	Mn	Na	Cl
1%NaCl	10,60	14,29	7,04	17,36	5,12	42,10	3,50
ohne Na, Cl	19,49	26,27	12,94	31,91	9,41	-	-
PBS	19,86	15,34	5,82	8,63	4,93	44,12	-
ohne Na	36,39	28,11	10,66	15,81	9,03	-	-

Ergebnisse

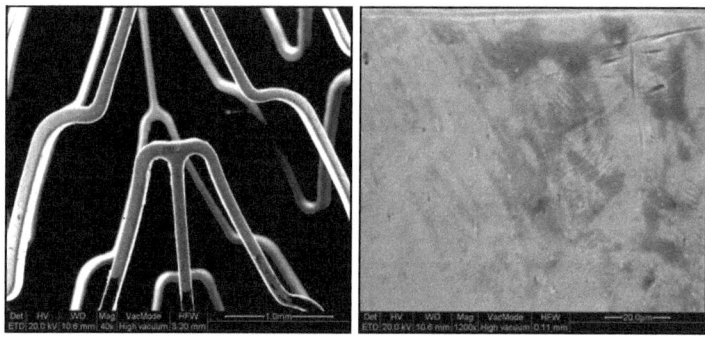

Abb. 43: REM NiTi mit 1%NaCl (Stent K, Ms. 11), links: SEI (20kV) 40x, rechts: SEI (20kV) 1200x

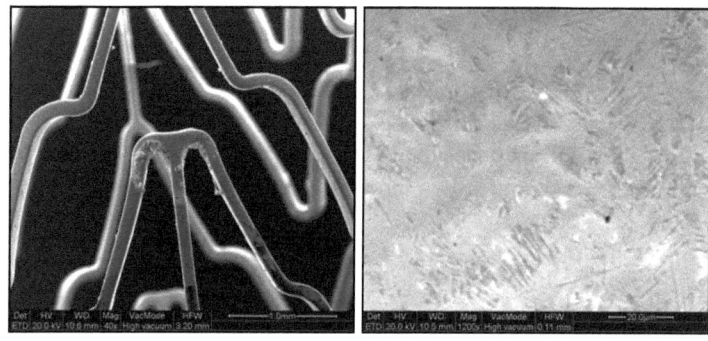

Abb. 44: REM NiTi mit PBS (Stent K, Ms. 5), links: SEI (20kV) 40x, rechts: SEI (20kV) 1200x

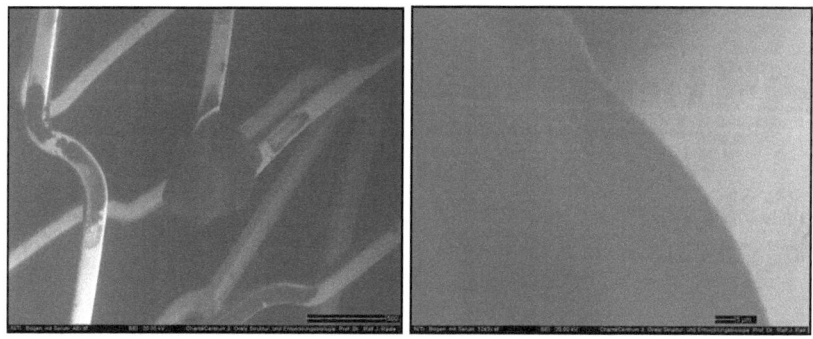

Abb. 45: REM NiTi mit Serum (Stent K, Ms. 9), links: BEI (20kV) 48x, rechts: BEI (20kV) 1243x

Ergebnisse

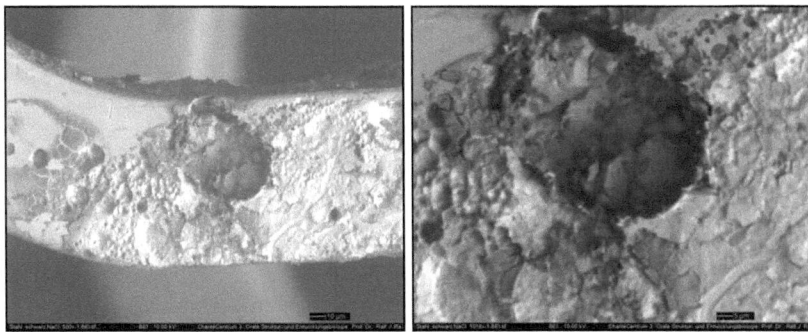

Abb. 46: REM FeCrNi mit 1%NaCl (Stent O, Ms. 1), links: BEI (10kV) 500x, rechts: BEI (10kV) 1018x

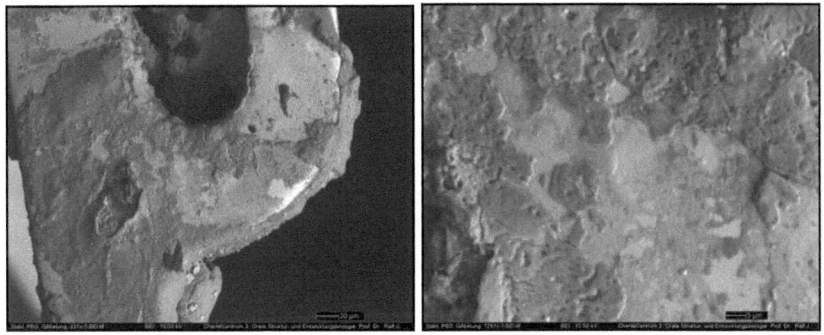

Abb. 47: REM FeCrNi mit PBS (Stent Q, Ms. 1), links: BEI (10kV) 331x, rechts: BEI (10kV) 1251x

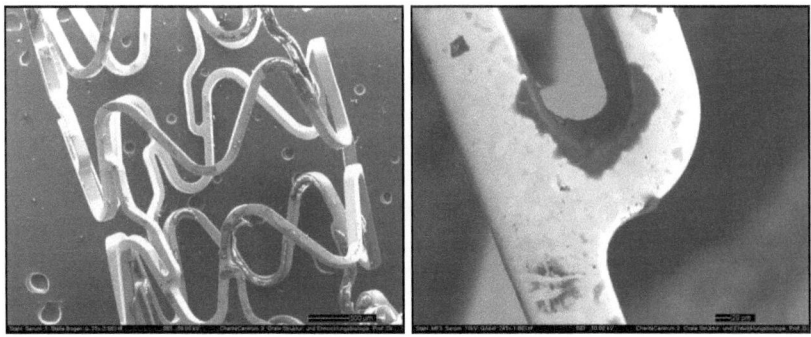

Abb. 48: REM FeCrNi mit Serum (Stent U, Ms. 2), links: SEI (10kV) 25x, rechts: BEI (10kV) 245x

Ergebnisse

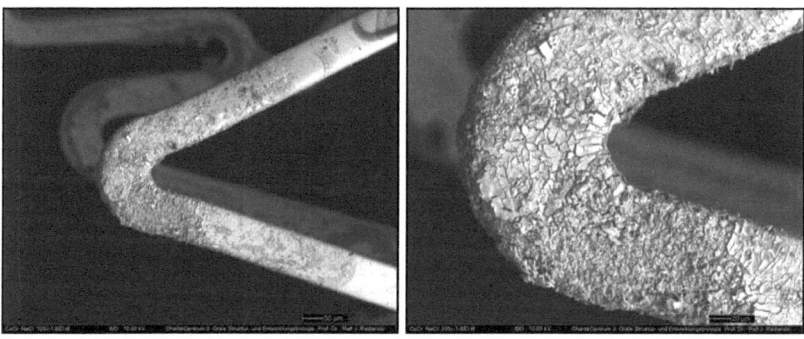

Abb. 49: REM CoCr mit 1%NaCl (Stent R, Ms. 3), links: BEI (10kV) 128x, rechts: BEI (10kV) 335x

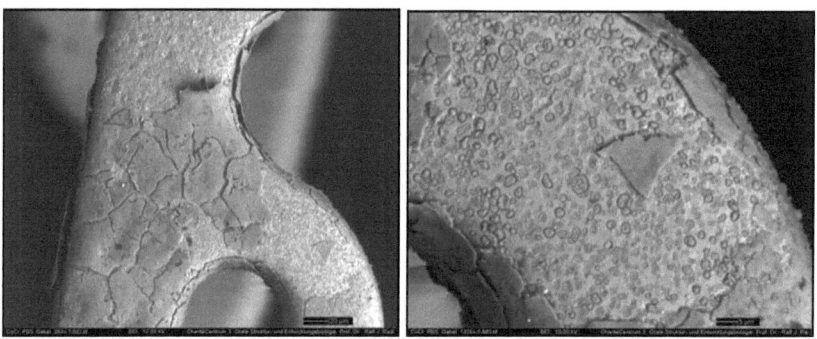

Abb. 50: REM CoCr mit PBS (Stent S, Ms. 1), links: BEI (10kV) 393x, rechts: BEI (10kV) 1326x

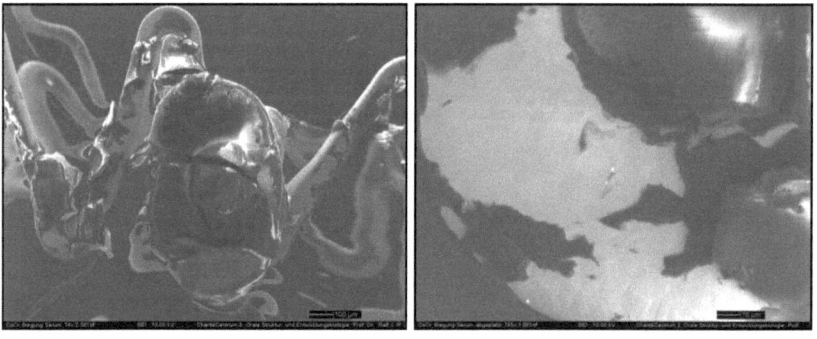

Abb. 51: REM CoCr mit Serum (Stent T, Ms. 1), links: SEI (10kV) 74x, rechts: BEI (10kV) 745x

Diskussion

8 Diskussion

In diesem Kapitel erfolgt zunächst die Darstellung der möglichen, an Stents auftretenden Korrosionsformen und deren Folgen. Die Ergebnisse der vorliegenden Arbeit werden anschließend im Sinne einer Charakterisierung der untersuchten Stents interpretiert und in Bezug zu Ergebnissen anderer Autoren diskutiert. An dieser Stelle sei erneut auf die bereits dargestellte eingeschränkte Vergleichbarkeit elektrochemischer Daten verschiedener Quellen hingewiesen. Eine Bewertung der Eignung des adaptierten MCS für die formulierte Aufgaben- und Zielstellung wird basierend auf der Einordnung der Ergebnisse und der gesammelten praktischen Erfahrung vorgenommen. Optimierungs- bzw. Weiterentwicklungsmöglichkeiten werden hierbei aufgezeigt. Im Zusammenhang mit sich ergebenden weiterführenden Fragestellungen wird ein Ausblick auf weitere Anwendungen des Systems auf dem Gebiet der praktischen Materialprüfung gegeben.

8.1 Korrosionsformen und deren Auftreten an Stents

Eine Zusammenstellung der potentiell an Stents auftretenden Formen der Korrosion wurde 2010 von Halwani, Anderson, Brott et al. vorgelegt [23]. Die folgenden Ausführungen orientieren sich hieran und werden eigenen Ergebnissen, sofern korrespondierend, gegenübergestellt.

8.1.1 Lochfraßkorrosion

Das Auftreten lokalisierter Korrosion mit Bildung von Mikrolöchern und -kratern wird als Lochfraßkorrosion bezeichnet. Auf Stentoberflächen kann dies die Folge einer Beschädigung der Passivschicht sein, beispielsweise durch mechanische Bearbeitung im Rahmen der Herstellung oder durch Deformation des Stents während der Dilatation. Weitere mögliche Ursachen sind kristalline Inhomogenitäten, Fehlstellungen oder

Diskussion

Einschlüsse im Material. Ein aggressives Milieu, welches z.B. Chloridionen enthält, begünstigt das Auftreten von Lochfraßkorrosion, insbesondere wenn sich Ungleichverteilungen reaktiver Ionenspezies ergeben [23]. Mikroskopische Zeichen von Lochfraß fanden sich, wie in Abbildung 46 auf Seite 70 gezeigt, für FeCrNi in 1%NaCl (Stent O, Ms.1). Neben multiplen Mikrolöchern imponierte ein kraterförmiger Defekt mit Ausdehnung über die Hälfte der Strebenbreite. Hier ist von einer entsprechenden mechanischen Schwächung auszugehen. Das korrespondierende zyklische Voltamogramm (siehe Abbildung 18 links auf Seite 48) zeigt hierzu passend einen sukzessiven Verlust der Passivität bis hin zu deren vollständiger Aufhebung über alle Messzyklen. Die Ergebnisse der EDX-Analyse derselben Messstelle (siehe Tabelle 14 auf Seite 68) wiesen, analog zu den bereits erwähnten Untersuchungen von Halwani, Anderson, Brott et al. (2010) [23], eine oberflächliche Abreicherung von Nickel auf. In der vorliegenden Arbeit fand sich ferner für Edelstahl in allen verwendeten Elektrolyten neben Ni eine Reduktion von Fe und Cr. Wie auf Seite 67 dargestellt, deutet der für Messstelle 1 auf Stent O gefundene hohe Chloranteil auf die Bildung von Chloriden der oberflächlich angereicherten Metalle hin (Mn, Mo, Si, Al). Die in Abbildung 50 auf Seite 71 gezeigten Oberflächenalterationen im Korngrenzenbereich des CoCr- Stents in PBS (Stent S, Ms.1) können ebenfalls als Form der Lochfraßkorrosion gewertet werden. Pound fand 2006 an NiTi- Drähten und -Stents keine Anzeichen für das Auftreten von Lochfraß bei Polarisation bis +1V [50]. Dies entspricht den eigenen Ergebnissen, wobei in der vorliegenden Arbeit eine Stabilität über einen größeren Potentialbereich von -1,2V bis +1,5V beobachtet wurde. Hanawa schrieb NiTi jedoch auf Basis von Beobachtungen anderer Autoren an explantierten Stents [27] eine Anfälligkeit für Lochfraßkorrosion zu [3]. Für diesen scheinbaren Widerspruch konnten Untersuchungen, in welchen eine elektrochemische Heterogenität von NiTi- Drähten verschiedener Hersteller gezeigt wurde, einen Erklärungsansatz liefern [69].

8.1.2 Spaltkorrosion

Eng aneinander liegende und somit einen Spalt bildende Flächen stellen in einem elektrochemisch aggressiven Milieu Prädilektionsstellen für Korrosion dar. Hierbei kommt es durch Stagnation des Elektrolyten im Spaltbereich zu einer Abreicherung von Sauerstoff in diesem. Es entsteht ein Belüftungselement mit der Folge ablaufender Korrosion. Das Unterangebot an O_2 hemmt zudem die Repassivierung von Nichtedelmetalllegierungen. Spaltbildung kann hierbei unter anderem durch Appositionen von Kalzifizierungen, eine Überlappung zweier Stents oder zwischen eng aneinander liegenden Streben eines Stents auftreten [23]. Für FeCrNi inklusive 316L ist eine Anfälligkeit für Spaltkorrosion bekannt [87]. Abbildung 41 rechts auf Seite 65 zeigt eine Strebe des Ringelements von Stent O im dilatierten Zustand und einen Konnektor in enger Lagebeziehung. Das Auftreten von Korrosion in diesem Bereich ist denkbar. In der vorliegenden Arbeit wurden jedoch ausschließlich Außenflächen von Stentstreben untersucht, weshalb hierzu keine weitere Aussage möglich ist. Zudem muss angemerkt werden, dass der Stent zwar entsprechend der Herstellerangaben dilatiert wurde, jedoch der Gegendruck der Gefäßwand im Vergleich zur intravasalen Aufdehnung fehlte. Möglicherweise resultierte hieraus eine Überexpansion.

8.1.3 Galvanische Korrosion

Besteht zwischen zwei Metallen bzw. Legierungen innerhalb der Spannungsreihe der Elemente eine ausreichend große Potentialdifferenz, so kann zwischen ihnen ein Elektronenfluss stattfinden. Dabei wird der edle Reaktionspartner zur Kathode. Das unedlere Metall wird zur Anode, welche im Rahmen der ablaufenden Redoxreaktion einer progressiven

Diskussion

Zerstörung unterliegt [23]. Mögliche Konstellationen sind die überlappende Platzierung von Stents aus unterschiedlichen Legierungen, metallische Beschichtungen und das Vorhandensein von Röntgenmarkern. Eine galvanische Kopplung kann jedoch auch innerhalb einer Legierung bzw. eines Werkstücks auftreten, sofern Inhomogenitäten in der elementaren Zusammensetzung lokal ausreichend große Potentialdifferenzen bedingen. In den eigenen Untersuchungen im Rahmen der vorliegenden Arbeit fanden sich dabei vielfach Hinweise auf ein heterogenes Verhalten der betrachteten Legierungen. Zum einen zeigte die beobachtete Variabilität in den Kurvenverläufen der Voltamogramme Unterschiede zwischen den einzelnen untersuchten Messstellen. Zum anderen deuten die Streuung der Werte bzw. die ermittelten Standardabweichungen der in der CV und EIS erfassten Parameter auf ein uneinheitliches elektrochemisches Verhalten verschiedener Stellen desselben Stents hin. Inhomogenitäten der Legierungen sind als Ursache denkbar. So fand sich beim Vergleich von $E_{I=0}$ jeweils erster Messzyklen in der CV von FeCrNi in 1%NaCl eine maximale Potentialdifferenz von 0,94V vs. SCE zwischen zwei Messflächen desselben Stents. Der Vergleich der korrespondierenden zweiten bis fünften Zyklen zeigte geringere Differenzen. Dies deutet darauf hin, dass die gefundenen Potentialunterschiede dem Nativzustand entsprachen. Su, Shih, Chen et al. hatten 2010 in Ringer- Lösung für CoCr- Drähte Unterschiede von $E_{I=0}$ einzelner Messstellen von bis zu 0,3V vs. SCE gefunden [35]. Beim Vergleich korrespondierender erster Zyklen der vorliegenden Arbeit fand sich auf dem CoCr- Stent mit 1%NaCl eine maximale Nullstrompotentialdifferenz von 0,24V. Venugoparlan nahm bereits 1999 ein heterogenes Korrosionsverhalten resultierend aus der Größe und der einzigartigen Geometrie von Stents an, aus welchem sich eine lokal erhöhte Anfälligkeit für Durchbrüche der Passivschicht ergibt

Diskussion

[66]. Diese Annahme deckt sich mit den eigenen Ergebnissen, wie dargestellt.

Die generelle Bedeutung galvanischer Korrosion für Stents zeigte sich anhand der Verwendung einer Goldbeschichtung auf 316L. Shih, Shih, Chou et al. 2007 konnten für diese Materialkombination intensive Korrosion infolge der Entstehung eines galvanischen Elements in- vitro zeigen. Hier kam es durch Mikrofrakturen der Goldbeschichtung bei Ballondilatation zur Exposition des Edelstahlkerns mit einem ungünstig großen Gold- Stahl- Flächenverhältnis. Der unedlere Stahl wurde hierbei korrosiv zerstört. Die Ergebnisse wurden von den Autoren als Ursache für die relativ hohe Restenoserate goldbeschichteter Stahlstents in Betracht gezogen [88].

8.2 Folgen von Korrosion

Die potentiellen Folgen der Korrosion von Stents sind vielfältig und reichen von möglichen biologischen Effekten der Korrosionsprodukte bis hin zu Materialversagen, wie bereits eingangs erwähnt.

Die biologische Antwort auf ein Implantatmaterial steht in direkter Verbindung zu dessen Oberflächeneigenschaften [71]. Über die möglichen pathobiochemischen und -physiologischen Folgen von Korrosionsprozessen wurde in den einleitenden Kapiteln bereits mehrfach eingegangen (siehe hierzu S. 5f, S. 7ff und S. 18ff). Grundsätzlich sei an dieser Stelle erneut die Modulation inflammatorischer Prozesse durch Metallionen aufgegriffen. Diese könnte eine Rolle in der multifaktoriellen Genese der Restenose spielen [31]. Hierbei wurde die Hypothese aufgestellt, dass zwischen einer Reduktion der korrosionsbedingten Ionenfreisetzung von Stents durch Elektropolitur ein Zusammenhang zu signifikant reduzierten Restenoseraten im Schweinemodell besteht [89]. Für die mit Hilfe der EDX- Analyse gefundene Abreicherung von Cr und Ni auf dem Edelstahl- sowie von Co, Cr und Ni auf dem Kobalt- Chrom- Stent erscheint in diesem Kontext eine korrosionsbedingte Freisetzung der entsprechenden Ionen in den Elektrolyten wahrscheinlich. Dabei war im Falle von FeCrNi auch in Serum eine oberflächliche Abreicherung der genannten Elemente bei Abwesenheit mikroskopischer Korrosionszeichen festzustellen. Neben den lokalen Folgen einer Ionenfreisetzung sind auch systemische Effekte zu diskutieren. Okazaki und Gotoh gaben 2008 für die Prävalenz einer Sensibilität gegenüber Co, Cr und Ni ca. 10% der Gesamtbevölkerung an. Für Patienten mit funktionstüchtigen metallischen Implantaten lag diese bei ca. 22% und betrug ca. 60% für solche mit Komplikationen jedweder Art [20]. Vor diesem Hintergrund weisen die Ergebnisse auf das grundsätzliche Problempotential permanent inkorporierter metallischer Biomaterialien hin.

Aus werkstoffkundlicher Sicht weisen die zur Herstellung von Stents verwendeten Legierungen zunächst eine ausreichend hohe Zug- und Biegefestigkeit für die Verwendung als Implantatmaterial auf [23]. Dennoch zeigen Berichte über das Auftreten von Stentfrakturen die Präsenz des entsprechenden Problems [90]. Wie Halwani, Anderson, Brott et al. (2010) hieraus schlussfolgerten, sind neben biomechanischen Effekten auch Alterationen der metallischen Werkstoffe durch Korrosion als (Mit-) Ursache denkbar. Lochfraß mit lediglich wenigen Massenprozent Materialverlust kann hierbei zu mechanischem Versagen führen [23]. Daher wird der Lochfraßkorrosion ein besonders hohes Destruktionspotential zugeschrieben [87], [91]. Heintz, Riepe, Birken et al. sahen 2001 in rasterelektronisch beobachteten Löchern und irregulären Substanzdefekten explantierter Stents potentielle Vorläufer eines Materialversagens [27]. Ferner scheint dem Zusammenspiel zyklisch-mechanischen Stresses mit Korrosion eine besondere Bedeutung zuzukommen, wobei korrosionsbedingte Oberflächenalterationen die Anfälligkeit für Materialfrakturen erhöhen und die Ausbreitung von Rissen

Diskussion

beschleunigen [23]. So bedingt die Exposition von 316L gegenüber physiologischem Milieu einen Verlust der Ermüdungsresistenz von 18% verglichen mit einer Exposition gegenüber Luft [92]. Die vermutete Ursache liegt in den korrosiven Eigenschaften des Körpermilieus mit den bereits geschilderten Folgen.

8.3 Charakterisierung der untersuchten Stents

Bezüglich der elektrochemischen Eigenschaften ist von allen untersuchten Legierungen eine möglichst hohe Korrosionsstabilität zu fordern, wie eingangs dargestellt wurde. Liang, Guo und Chen gaben 2006 als Kriterium für medizinisch geeignete Materialien eine Korrosionsgeschwindigkeit von unter 25µm/y an [93]. Fontana und Greene definierten 1978 eine sehr gute und gute Korrosionsresistenz mit v_{corr} zwischen 0,021mm/y und 0,1mm/y (20µm/y bis 100µm/y) bzw. 0,1mm/y und 0,5mm/y (100µm/y bis 500µm/y) [94]. Für Nickel- Titan- Legierungen liegen experimentell ermittelte Korrosionsgeschwindigkeiten in verschiedenen Lösungen bei 0,0006mm/y bis 0,02mm/y (0,6µm/y bis 20µm/y) [95]. Die eigenen Ergebnisse lagen im Mittel für NiTi in den verwendeten Elektrolyten zwischen 0,009µm/y (1%NaCl) und 0,013µm/y (PBS) und somit unterhalb der genannten Bereiche. Venugoparlan ermittelte 1999 in Hanks- Lösung für die Korrosion von NiTi- Stents Geschwindigkeiten von 6,47±2,59*10^{-6}mm/y (≈0,006µm/y) [66]. Für FeCrNi ergaben sich mit 0,006µm/y (Serum) und 0,021µm/y (1%NaCl) sowie für CoCr mit 0,009µm/y (Serum) und 0,021µm/y (1%NaCl) ebenfalls Korrosionsgeschwindigkeiten, welche die genannten Grenzen unterschreiten. Dies gilt selbst für die maximale ermittelte Korrosionsgeschwindigkeit eines einzelnen Zyklus in der CV. Diese fand sich mit 0,15µm/y für CoCr in 1%NaCl.

Diskussion

Diese Korrosionsstabilität ist bei Nichtedelmetalllegierungen auf die Ausbildung einer stabilen Passivschicht zurückzuführen [23], [96]. Diese besitzt Halbleitereigenschaften. Ihr Durchbruch hat Korrosionsphänomene zur Folge [63]. Die korrosionsprotektive Oxidschicht wird auf Biomaterialien aus NiTi, FeCrNi und CoCr im Regelfall durch elektrochemische Passivierung erzeugt [71]. Dabei weist diese auf Nickel- Titan eine Anreicherung von Ti [30] in unterschiedlichen Oxidationsstufen auf [67] und misst ca. 10nm [30]. Die 3- 4nm dicke oberflächliche Oxidschicht auf Edelstahl, welche sich nach mechanischer Politur in deionisiertem Wasser bildet, besteht aus Oxiden der Elemente Eisen, Chrom, Nickel, Molybdän und Mangan [97]. Die Passivschicht elektrochemisch polierter CoCr(Mo)-Legierungen setzt sich vornehmlich aus Oxiden der Hauptbestandteile Kobalt und Chrom zusammen [3]. Das im Rahmen der EIS am häufigsten modellierte Äquivalenzschaltbild entspricht dem gängigerweise zur Beschreibung der Grenzfläche zwischen Metallen und Flüssigkeiten genutzten [6]. In Bezug auf die Passivschicht wurde diese demnach mehrheitlich als Konstante- Phase- Element (CPE) im Sinne kapazitiver Eigenschaften in Reihenschaltung zu einem Widerstand beschrieben.

Ein Vergleich der untersuchten Materialien im Nativzustand ist anhand der eigenen Ergebnisse der EIS nicht möglich, da diese nach der CV auf der jeweils selben Messstelle durchgeführt wurde. Das oben diskutierte heterogene elektrochemische Verhalten innerhalb der Legierungen bedingte hierbei vermutlich unterschiedlich stark ausgeprägte Korrosionsprozesse während der zyklischen Polarisation an den verschiedenen untersuchten Stellen eines Stents. Folglich ist denkbar, dass sich durch Inhomogenitäten die Oberflächenzustände nach Durchführung der CV in verstärktem Maße voneinander unterscheiden. Dies wird als mit ursächlich für die in den Plotdiagrammen auf Seite 58ff sowie in den Parametern der Äquivalenzschaltbilder gefundenen Abweichungen innerhalb eines Legierungstyps vermutet.

Anhand der bereits oben erwähnten Korrosionsgeschwindigkeit zeigten sich Unterschiede der untersuchten Stents. Beispielsweise war in 1%NaCl v_{corr} von FeCrNi signifikant höher als von NiTi. Der Mittelwert von CoCr lag ebenfalls über dem von NiTi, jedoch ohne statistische Signifikanz. Dies stimmt mit einer von Thierry und Tabrizian 2003 erstellten Materialübersicht überein, in welcher NiTi und CoCr in- vitro als tendenziell korrosionsresistenter verglichen mit FeCrNi charakterisiert werden [2]. Hanawa wies CoCr ebenfalls eine höhere elektrochemische Stabilität als FeCrNi zu [3]. In beiden Arbeiten erfolgte jedoch keine Angabe der Referenzparameter und Bezugselektrolyten. Bezogen auf v_{corr} konnte ein signifikanter Vorteil von CoCr gegenüber FeCrNi nicht bestätigt werden. In Serum war, von oben Genanntem abweichend, die Korrosionsgeschwindigkeit von CoCr am höchsten, gefolgt von NiTi und FeCrNi. Okazaki gab 2008 für Stentlegierungen an, dass TiO_2- Schichten dünner und stabiler als Cr_2O_3- Schichten sind [20]. Hierin liegt vermutlich die höhere Korrosionsgeschwindigkeit von CoCr gegenüber NiTi begründet. Für PBS fand sich eine analoge Abfolge, jedoch unterschieden sich die Legierungen hier nicht signifikant voneinander. Grundsätzlich war fraglich, ob die gezeigten Unterschiede von v_{corr} die Folge von Differenzen in der benetzten Stentoberfläche sein könnten. Prinzipiell gilt dass, je größer die mit Elektrolyt benetzte Fläche ist, desto größer ist der fließende Strom bzw. die Stromdichte bei fälschlicherweise angenommener einheitlicher Messfläche. Folglich wäre auch v_{corr} als von I_{corr} bzw. i_{corr} abhängiger Parameter erhöht. Da jedoch die Korrosionsgeschwindigkeit in ihrer Staffelung nicht mit der Abfolge der Strebendurchmesser korreliert (NiTi> FeCrNi> CoCr), ist ein primärer Einfluss der Benetzungsunterschiede nicht anzunehmen. Jedoch ist die dargestellte

Diskussion

Kontaktflächenproblematik für die Interpretation der Ergebnisse zu berücksichtigen. Ferner zeigten die zyklischen Voltamogramme, dass sich die Kurvenverläufe der drei Legierungen am stärksten in 1%NaCl voneinander unterschieden (siehe Abbildungen 24 bis 26) und insbesondere FeCrNi und CoCr hier am elektrochemisch aktivsten bzw. instabilsten waren. Die abnehmenden Werte für v_{corr} von 1%NaCl über PBS zu Serum waren dabei für FeCrNi signifikant. Für CoCr fand sich die gleiche Staffelung, wenn auch hier nicht alle gefundenen Unterschiede eine statistische Signifikanz aufwiesen. Hierauf basierend wird vermutet, dass die Unterschiede zwischen den betrachteten Stentsystemen am deutlichsten in Medien werden, in welchen die Legierungen am elektrochemisch instabilsten sind. Möglicherweise ist hierbei grundsätzlich, und speziell für die Interpretation oben genannter Staffelung der Legierungen nach ihrer Korrosionsgeschwindigkeit, von Bedeutung, dass nicht alle Materialien in den korrosiven Lösungen ihre Passivität verlieren. Dies gilt für NiTi, wie aus den Abbildungen 24 bis 26 hervorgeht.

Eine vergleichende Charakterisierung der Materialien in Form einer Staffelung entsprechend der elektrochemischen Spannungsreihe der Elemente erfolgte bereits auf den Seiten 41 und 52. Bezogen auf E_{OCP} war in 1%NaCl und PBS Stahl am edelsten und Kobalt- Chrom am unedelsten. In Serum war lediglich Edelstahl als edler verglichen mit Nickel- Titan einzustufen. Die erhaltenen Messwerte für E_{OCP} von NiTi in 1%NaCl und PBS liegen mit -0,38V und -0,37V vs. SCE in einer ähnlichen Größenordnung wie die von Pertile, Silva, Peccin et al. in- vivo am Menschen gemessenen Ruhepotentiale (-0,334± 0,03V vs. SCE) [73]. E_{OCP} in Serum zeigte entgegen der Erwartung eine relative Abweichung ins Anodische. Dies deutet darauf hin, dass Serum unter den verwendeten Lösungen zwar dem physiologischen Milieu des Körpers am nächsten kommt, die erhaltenen Ergebnisse aber nicht notwendigerweise den

Diskussion

Verhältnissen in- vivo entsprechen. Die kleine Anzahl zeitstabiler Potentiale und die daraus folgende eingeschränkte Aussagefähigkeit der Werte sind hierbei zu berücksichtigen. In Relation zu den Ergebnissen von Fukushima, Yoneyama, Doi et al. (2006) in physiologischer Kochsalzlösung liegen die ermittelten Ruhepotentiale von NiTi zwischen denen von mechanisch polierten, plättchenförmigen Proben (-0,425± 0,02V vs. SCE) und solchen, die mit verschiedenen Lösungen elektrolytisch geätzt wurden (-0,231± 0,05V bis -0,01± 0,098V) [12]. Für Edelstahl liegen Werte für E_{OCP} in Ringer- Lösung von Shih, Shih, Chou et al. (2007) vor. Dabei fanden sich für zuvor unterschiedlich passivierte 316L- Drähte zeitstabile Potentiale zwischen -0,2V und -0,25V vs. SCE [31]. Die in Serum ermittelten Ruhepotentiale liegen mit -0,21V und -0,24V vs. SCE im gleichen Bereich. Su, Shih, Chen et al. fanden 2010 auf CoCr- Drähten in Ringer- Lösung unterschiedliche Verläufe der OCP Kurven, darunter solche mit annähernd zeitstabilen Potentialen zwischen -0,2V und -0,3V vs. SCE [35]. Die eigenen gemessenen Werte für 1%NaCl und PBS liegen weiter anodisch, wobei die Zusammensetzung der Legierungen differiert.

Metalle mit niedrigem Nullstrompotential sind grundsätzlich als vergleichsweise elektrochemisch aktiv und somit korrosionsanfällig zu bezeichnen [69]. Für $E_{I=0}$ ergab sich eine von E_{OCP} abweichende Abfolge der Legierungen entsprechend der Spannungsreihe der Elemente. CoCr war hierbei in allen Elektrolyten am edelsten, NiTi am unedelsten. Jedoch unterschieden sich, wie gezeigt, FeCrNi und CoCr in 1%NaCl nicht statistisch signifikant. Von Venugoparlan (1999) liegen Referenzwerte für Stents aus Nickel- Titan und Edelstahl in Hanks- Lösung vor. Dabei ergaben sich für zwei unterschiedliche Stentdurchmesser -0,028±0,052V und -0,018±0,046V vs. SCE für NiTi sowie -0,142±0,076V und 0,041±0,006V vs. SCE für FeCrNi [98]. Die selbst ermittelten Potentiale liegen in den verwendeten Lösungen weiter anodisch. Su, Shih, Chen et al.

Diskussion

gaben 2010 für CoCr- Drähte aus Stents Nullstrompotentiale zwischen -0,08V und -0,22V vs. SCE [35] an. Die Werte des selbst untersuchten CoCr- Stents lagen wiederum weiter im anodischen Bereich, wobei sich die Legierungszusammensetzungen voneinander unterscheiden.

Pound gab 2006 für NiTi- Legierungen in physiologischer Kochsalzlösung eine höhere Korrosionsanfälligkeit als in PBS an [50]. Bezogen auf v_{corr} und $E_{I=0}$ waren die Ergebnisse in der vorliegenden Arbeit gegensätzlich. Obwohl die Unterschiede in den verschiedenen Elektrolyten signifikant waren, ist der untersuchte NiTi- Stent als insgesamt korrosionsresistent bzw. stabil zu bezeichnen, wie aus den Voltamogrammen auf Seite 47 hervorgeht. Für FeCrNi und CoCr entsprachen die oben genannten Ergebnisse bezogen auf die Elektrolytlösungen den Erwartungen. Die untersuchten Stents waren in 1%NaCl elektrochemisch am instabilsten bzw. aktivsten und in Serum am stabilsten bzw. passivsten. Von zentraler Bedeutung für die Korrosion von Legierungen im wässrigen Milieu ist die Cl⁻-Konzentration des Elektrolyten [99]. Dies gilt in besonderem Maße für Lochfraß und Spaltkorrosion [100]. Chloridionen sind dabei für den Durchbruch von Passivschichten entscheidend [101]. Demnach wird die Ursache für die vergleichsweise geringe elektrochemische Stabilität von FeCrNi und CoCr in 1%NaCl in dem hohen Chloridgehalt (154mmol/l) gesehen. PBS enthält weniger Cl⁻ (136,3mmol/l). Zudem ist eine Limitierung von pH- Wert- Veränderungen an der Elektrolyt- Material-Grenzfläche und somit eine korrosionsprotektive Wirkung durch die Phosphatpuffer anzunehmen. Humanserum weist wiederum eine geringere Chloridionenkonzentration auf (ca. 105mmol/l). Auch für Serumproteine sind protektive Effekte denkbar. Adsorbierte Proteine könnten Schichten bilden oder, wie in der vorliegenden Arbeit beobachtet, präzipitieren und somit beispielsweise Ladungstransfers sowie die Diffusion von Ionen inhibieren. Eine positive Auswirkung von Proteinen auf die

Diskussion

Korrosionsresistenz metallischer Werkstoffe wird jedoch kontrovers diskutiert. Zunächst beeinflusst die Präsenz organischer und anorganischer Makromoleküle das Korrosionsverhalten passiver Materialien [102]. Einerseits beschrieben Brown und Merritt 1981 eine Inhibition von Korrosionsprozessen durch Serumproteine [103]. Die elektrochemische Stabilität von CoCrMo und Ti- Legierungen, untersucht durch Contu, Elsener und Bohni (2003), war in Serum höher als in Na_2SO_4- Lösung [104]. Auf der anderen Seite blockieren Proteine die Ausbildung von Oxidmonoschichten auf Biomaterialien [105]. Zusätzlich nimmt die Korrosionsresistenz von Legierungen unter Zugabe von Proteinen zu Elektrolyten ab [106], sofern diese in Oxidschichten inkorporiert werden [107]. Milosev und Strehblow diskutierten 2000 die Bildung organometallischer Komplexe als ursächlich für die beobachtete verstärkte Löslichkeit von Edelstahl in proteinhaltigen Medien [108].

Basierend auf der Annahme, dass mechanisch belastete bzw. plastisch deformierte Anteile des Strebennetzwerkes von Stents elektrochemisch vulnerabel sind [109], wurde ein Unterschied in der Korrosionsgeschwindigkeit von FeCrNi und CoCr nach Aufdehnung der Stents in allen Elektrolyten erwartet. Dabei sind entsprechend beanspruchte Bereiche wie Spitzen und Winkel anfällig für die Penetration von H^+- Ionen entlang von Dislokationen im Legierungsgefüge mit der Folge lokaler Versprödung [109]. Dies bestätigte sich lediglich für FeCrNi in Serum, wobei im Zustand nach Dilatation v_{corr} statistisch signifikant erhöht war. Für alle weiteren Material- Elektrolyt- Kombinationen fand sich kein signifikanter Unterschied. Holvoet, Horny, Turgeon at al. nahmen 2010 einen größeren Einfluss plastischer Deformation auf die Korrosionsresistenz für degradierbare im Vergleich zu elektrochemisch inerten Legierungen an [39]. Möglicherweise konnten daher lediglich für die genannte Materialkombination Unterschiede festgestellt werden. Hinzu

Diskussion

kommt, dass die Außenflächen der Stentstreben, auf welchen die Messungen erfolgten, vermutlich eine vergleichsweise geringe Belastung und Verformung bei der Dilatation erfahren.

Die mit Hilfe der EDX- Analyse ermittelten elementaren Legierungszusammensetzungen der Stentoberflächen decken sich mit den in einer Übersichtsarbeit von Hanawa (2009) [3] gemachten Angaben. Das auf der mit Serum behandelten Messstelle auf dem NiTi- Stent (K) gefundene Natrium ist vermutlich auf eine Verunreinigung zurückzuführen. Bei Wiederholung der Messungen mit 1%NaCl auf Stent K (siehe hierzu S. 28) kam es zu einem Lösungsaustritt. Da die Untersuchungen von NiTi mit allen Elektrolyten an einem Stent durchgeführt wurden, erfolgte hierbei möglicherweise eine Kontamination der zuvor mit Serum behandelten Stelle. Auffällig ist indes der stärker reduzierte oberflächliche Titangehalt im Vergleich zu Nickel. Ein Oberflächenverlust von Ti- Ionen in die Lösung erscheint in Anbetracht der kurzen Kontaktzeit mit der ausgetretenen Kochsalzlösung unwahrscheinlich. Die mit 1%NaCl und PBS behandelten Flächen wiesen darüber hinaus kein Natrium und lediglich geringe Zunahmen des Nickelgehalts von unter 1at% auf. Denkbar ist gegebenenfalls die Anreicherung von Ni in einer Schicht adsorbierter Proteine. Die in Summe festgestellte Reduktion von Ni und Ti wäre dann wiederum Folge der oben genannten akzidentiellen Benetzung mit 1%NaCl und Ablagerung von Natrium. 2001 hatten Heintz, Riepe, Birken et al. an explantierten NiTi- Stents [27] und Shih, Shih, Chows et al. 2007 an FeCrNi- Drähten [31] in Zusammenhang mit Korrosionsprozessen eine oberflächliche Abreicherung von Nickel mit Hilfe der EDX- Analyse festgestellt. Anhand des untersuchten Nickel- Titan- Stent konnte dies nicht bestätigt werden, was auf die gezeigte elektrochemische Stabilität des untersuchten Materials zurückgeführt wird. Für FeCrNi zeigten sich jedoch analoge Befunde in 1%NaCl und PBS, wobei die Ni- Reduktion in PBS am größten war. Diese korrosionsassoziierte Freisetzung von Ni fand sich ebenso bei CoCr in PBS und deutet an, dass das Problempotential nickelhaltiger Biomaterialien primär an deren elektrochemische Eigenschaften geknüpft ist.

8.4 Kritische Bewertung des adaptierten MCS

Wie bereits im Abschnitt „Ergebnisse" auf Seite 39ff dargestellt, erwies sich die Anwendung des adaptierten MCS zur elektrochemischen Charakterisierung von Stents unter dem Aspekt der Durchführbarkeit als praktikabel. Die etablierte visuelle Kontrolle während der Messungen in Kombination mit dem Aspirationsmechanismus erhöhte dabei den apparativen und zeitlichen Aufwand, war jedoch notwendig, um Elektrolytaustritte und somit Messabbrüche zu verhindern. Eine Ursache für die Tendenz zum Austritt der Lösungen aus der Elektrodenspitze ist neben dem Kapillareffekt und dem hydrostatischen Druck der Flüssigkeitssäule in der Elektrolytkammer in der Gasentwicklung während der CV zu vermuten. Wie bereits auf Seite 7f im Zusammenhang mit den Grundlagen der Korrosion ausgeführt, kann die kathodische Reaktion zur Entstehung von Wasserstoff führen. Im anodischen Grenzbereich der Polarisation im Rahmen der CV ist die Oxidation von Hydroxylionen zu elementarem Sauerstoff denkbar. Dies würde die mikroskopisch sichtbare Gasentwicklung erklären. Insgesamt war also die beobachtete stärkere Tendenz zu Elektrolytaustritten in den Grenzbereichen der CV möglicherweise eine Folge der erwähnten Entstehung von Gasen mit resultierendem Druckanstieg in der Elektrolytkammer des MCS. Für die weiteren auf Seite 42f beschriebenen mikroskopisch sichtbaren Phänomene an der Metall- Elektrolyt- Kontaktfläche fanden sich, wie bereits dargestellt, Korrelate in den rasterelektronenmikroskopischen Aufnahmen bzw. der EDX- Analyse. So zeigten Messstellen, die mit

Diskussion

1%NaCl und PBS behandelt worden waren, kristalline Strukturen. Flächen, auf denen Messungen mit Serum durchgeführt worden waren, wiesen adhärente Präzipitate aus Serumbestandteilen auf. Analog zu dem beobachteten Auftreten rostfarbener Verfärbungen während der CV fanden sich Ablagerungen, wie auf Seite 66ff dargestellt, die im gezeigten Fall für FeCrNi mit 1%NaCl vermutlich aus Metallchloriden bestanden.

Für die Durchführung der Messungen des Ruhepotentials erwies sich der Aspirationsmechanismus einerseits im bereits dargestellten Kontext als notwendig, andererseits als nachteilig in Bezug auf das Auftreten der auf Seite 41 beschriebenen Artefakte. Möglicherweise führen Mikroströmungen hierbei zu Veränderungen in der ionalen Verteilung im Elektrolyten an der Materialgrenzfläche. In jedem Fall entspricht die Richtung, in welcher die artifizielle Potentialbeeinflussung stattfindet, einer Störung bzw. Destabilisierung des sich einstellenden Potentials. Hier besteht der Bedarf nach einer technischen Lösung, insbesondere da eine Verlängerung der Messzeit für zukünftige Untersuchungen sinnvoll erscheint, wie die Ergebnisse der OCP- Messungen zeigen. Hieraus ergibt sich eine Verstärkung der Problematik auftretender Elektrolytaustritte und infolge der Aspiration eine zunehmende unerwünschte Beeinflussung des gemessenen Potentials. Grundsätzlich konnte jedoch die Durchführbarkeit des Verfahrens mit dem adaptierten MCS auf Stents gezeigt werden.

Die zyklische Voltametrie zeigte reproduzierbare Ergebnisse. Dabei fanden sich sowohl zwischen den untersuchten Legierungen, als auch zwischen den verwendeten Elektrolyten Unterschiede, für die partiell eine statistische Signifikanz vorlag. Allerdings können im Rahmen der CV grundsätzlich weitere Parameter erfasst werden, wobei insbesondere das Durchbruchspotential E_{db} [V] sowie das Repassivierungspotential E_{Repass}

Diskussion

[V] im Rahmen weiterführender Untersuchungen zur Erweiterung der Charakterisierung einbezogen werden könnten.

Bezogen auf die EIS wurde bereits festgestellt, dass die basierend auf den Messergebnissen konstruierten äquivalenten Schaltbilder den üblicherweise zur Beschreibung des elektrochemischen Verhaltens einer lösungsbenetzten passivierten Metalloberfläche herangezogenen entsprachen [6]. Insofern war die Charakterisierung mit Hilfe des MCS an dieser Stelle realisierbar. Die hierfür errechneten Parameter waren jedoch im Detail nicht immer klar interpretierbar, wie am Beispiel des Lösungswiderstandes auf Seite 62 beschrieben. Möglicherweise bedingte die durchgeführte Verkleinerung der Messfläche in Verbindung mit dem verwendeten Potentiostaten, insbesondere im Hochfrequenzbereich der EIS, bisher nicht bekannte Fehlerquellen. In diesem Zusammenhang lassen die Ergebnisse der CV und der EIS im Rahmen einer Weiterentwicklung des adaptierten MCS die Verwendung sensitiverer Messtechnik sinnvoll erscheinen. In den durchgeführten Versuchen traten bei punktuellen Messungen auf Stents, beispielsweise im Rahmen der CV, Stromstärken im Femtoamperebereich auf. Daher wird in der Verwendung eines sensibleren Potentiostaten ein erhebliches Verbesserungspotential der Methode vermutet.

In die Bewertung der Ergebnisse der durchgeführten elektrochemischen Charakterisierungsverfahren muss einbezogen werden, dass lediglich Außenflächen der Stentstreben untersucht wurden. Diese stellen bis zur Ausbildung einer Neointima den Teil des Implantates dar, welcher einem unmittelbaren Gewebekontakt unterliegt. Von weiterem Interesse wäre zum einen die Charakterisierung von Seitenflächen der Streben, da diese durch das Laserschneiden einer zusätzlichen Bearbeitung unterzogen wurden. Ein Einfluss hiervon auf das Korrosionsverhalten wäre insofern denkbar.

Diskussion

Zum anderen sind die lumenwärtig liegenden Strebenflächen von Interesse, da diese initial von strömendem Blut umspült werden. Hierdurch könnte die Einstellung von Reaktionsgleichgewichten an der Material- Blut- Grenzfläche im Vergleich zu unbewegten Elektrolytlösungen gestört werden. Möglicherweise basiert die beobachtete Beeinflussung des OCP durch Lösungsaspiration auf einem ähnlichen Prinzip.

Die eingangs formulierte Fragestellung nach der Notwendigkeit der Verwendung komplex zusammengesetzter Medien aufgreifend, wurde bereits festgestellt, dass sich die untersuchten Stents in den verschiedenen Lösungen teils signifikant unterschieden. Hierbei bleibt jedoch fraglich, ob Elektrolyten, welche in ihrer Zusammensetzung dem physiologischen Milieu am ähnlichsten sind, tatsächlich die Bedingungen in- vivo reflektieren. In Serum erwiesen sich die untersuchten Legierungen mit Ausnahme von NiTi als relativ passiv verglichen mit 1%NaCl und PBS. Der menschliche Körper stellt jedoch eine elektrochemisch aggressive Umgebung für Biomaterialien dar [71]. Insofern bleibt zu prüfen, ob bei Verwendung von Serum als gering korrosives Medium beispielsweise in dynamischen Flussmodellen und in Kombination mit mechanischem Stress diesem Umstand Rechnung getragen werden kann.

Für die Interpretation der Ergebnisse der elektrochemischen Messverfahren erwies sich deren Ergänzung um die EDX- Analyse als hilfreich. So konnte im Zusammenhang mit der häufig problematisierten Verwendung von Nickel in Biomaterialien [8] ,[9], [10], [11], [12], [13], [14], [30] das Auftreten einer oberflächlichen Abreicherung im Sinne einer Nickelfreisetzung assoziiert mit elektrochemischer Aktivität bzw. Korrosionszeichen gezeigt werden. Diese wiederum wurde mit Hilfe des adaptierten MCS suffizient detektiert. Kritisch ist bezüglich der Verwendung der EDX- Analyse anzumerken, dass in Anbetracht der oben genannten

Diskussion

Hinweise auf Inhomogenitäten im elektrochemischen Verhalten der untersuchten Stents unklar bleibt, worin diese begründet sind. Eine Möglichkeit hierfür ist eine heterogene elementare Zusammensetzung der Legierungsoberfläche. Diesbezüglich ist in der vorliegenden Arbeit keine Aussage möglich, da lediglich jeweils eine Messstelle pro Legierung als Referenz nativ analysiert wurde. Das Verfahren wurde lediglich orientierend verwendet, um die Interpretation der elektrochemischen Daten zu unterstützen. Im Rahmen weiterführender Untersuchungen empfiehlt sich die Durchführung der EDX- Analyse auf mehreren Messstellen, um über die oben genannte Fragestellung Klarheit zu erlangen. Darüber hinaus stellt die Möglichkeit einer inhomogenen Legierungszusammensetzung eine potentielle Fehlerquelle für die Ermittlung der Korrosionsgeschwindigkeit dar, da diese in deren Berechnung eingeht.

Abschließend kann festgestellt werden, dass sich die mit dem adaptierten MCS erhaltenen Resultate gut in den Kontext des aktuellen Kenntnisstands über die Mechanismen der Wechselwirkung elektrochemischer Eigenschaften und der Biokompatibilität metallischer Implantate einfügen. Shih, Shih, Chou et al. kombinierten 2007 elektrochemische Messverfahren (siehe Tabelle 1 auf Seite 11) mit in- und ex- vivo Untersuchungen an Kaninchen und Hunden. Untersucht wurden 316L- Stents mit elektrochemisch erzeugter Passivschicht und amorpher Oxidschicht. Mit linearer Voltametrie konnten keine signifikanten Unterschiede gefunden werden. Elektropolierter Edelstahl zeigte jedoch Zeichen progressiver Lochfraßkorrosion bei Immersion in Ringer- Lösung. Analoge Befunde fanden sich zudem nach vier Wochen in- vivo- Verweildauer. Die EDX- Analyse zeigte, der eigenen Untersuchung entsprechend, eine Nickelabreicherung der Oberfläche. Mit Hilfe einer Röntgenkartierung wurden Fe-, Cr- und Ni- Ionen im angrenzenden Gewebe nachgewiesen.

Diskussion

Im ex- vivo Thrombosemodell am Hund wurde ferner ein signifikant höheres Thrombusgewicht für elektropolierten Stahl festgestellt [31]. Die in der vorliegenden Arbeit an FeCrNi mit Hilfe von REM und EDX gefundenen Korrosionszeichen fügen sich in das beschriebene Bild der Materialeigenschaften ein. Anhand der zyklischen Voltametrie konnten darüber hinaus einige Mechanismen der Korrosion dargestellt werden.

8.5 Weiterführende Fragestellungen und Untersuchungen

Entsprechend der oben aufgezeigten Grenzen des verwendeten Versuchsaufbaus wäre eine weiterführende vergleichende Untersuchung der Strebenseitenflächen sowie der lumenwärtigen Strebenanteile von Interesse. Auch ergibt sich aus der Ergebnisbetrachtung die Frage, was für die gefundenen Inhomogenitäten im elektrochemischen Verhalten innerhalb eines Stents ursächlich ist. In Betracht kommen neben lokalen quantitativen Unterschieden in der Elementarzusammensetzung auch Inhomogenitäten im Legierungsgefüge und der Kristallinität. Als Fehlerquelle bleibt hierbei die nicht einheitlich zu gewährleistende elektrolytbenetzte Fläche zu bedenken.

Eine weitere Annäherung an in- vivo- Bedingungen wäre durch die Applikation mechanischen Stresses in Anlehnung an Lévesque, Hermawan, Dubé et al. (2008) [46] und Saidane, Polizu und Yahia (2007) [110] möglich. Hierzu gehört auch, entsprechend des nachgewiesenen Einflusses von Scherkräften auf die Korrosion von FeCrNi [51] sowie von Unterschieden im Korrosionsverhalten einer MgZnYNd- Legierung zwischen statischem und dynamischem SBF [34], die Verwendung strömender Elektrolytlösungen.

Letztenendes stellt jedoch die Übertragung von Ergebnissen aus in- vitro- Versuchen auf die Verhältnisse in- vivo auch bei einer weiteren Annäherung ein Problem dar. Zytologische Untersuchungen bieten hierbei

Diskussion

zunächst eine interessante Möglichkeit, Erkenntnisse über die Relevanz der in- vitro gewonnenen Ergebnisse auf biologischer Ebene zu gewinnen. Inwiefern das adaptierte MCS hierfür lediglich zur elektrochemischen Analytik genutzt werden kann, welche mit zytologischen Versuchen ergänzt bzw. kombiniert wird oder ob eine Integration beider Systeme technisch möglich ist, bleibt zu prüfen. Denkbar wäre beispielsweise die Durchführung elektrochemischer Messungen auf Stents in Zellkulturen.

Diskussion

8.6 Fazit

Die von Müller, Nascimento und Mele gefundenen Unterschiede im elektrochemischen Verhalten von NiTi- Legierungen [69] zeigen die Bedeutung entsprechender Charakterisierungsverfahren. Eine Rahmenvorgabe für die biologische Beurteilung von Medizinprodukten gibt die DIN EN ISO 10993. Statische und dynamische Korrosionstests an Implantaten sind entsprechend ISO 16428 normiert.

Weiterführend zu den etablierten und vielfältig verwendeten Testverfahren konnten mit Hilfe des adaptierten Mini- Cell- Systems die im Abschnitt „Aufgaben und Zielstellung" formulierten Anforderungen an ein elektrochemisches Charakterisierungsverfahren von Stents erfüllt werden. Dabei fielen partiell Unterschiede zu Ergebnissen aus Untersuchungen an Probekörpern aus Stentlegierungen auf. Hierauf basierend zeigt sich die Notwendigkeit der punktuellen Untersuchung medizinischer Implantate im Endzustand.

Schlussendlich ist festzuhalten, dass seitens der Hersteller die Gewinnung und Bereitstellung von Informationen über die Oberflächeneigenschaften der angebotenen Stentsysteme verbessert werden kann [111]. Das dargestellte Messverfahren stellt einen praktikablen Ansatz für die Entwicklung eines entsprechenden Prüfverfahrens zur elektrochemischen Charakterisierung dar.

9 Zusammenfassung

Stents sind tubuläre, meist metallische Implantate aus einem Strebennetzwerk, welche vorrangig in Blutgefäße zu deren Offenhaltung eingebracht werden.

In Anbetracht der Zahl implantierter Stents wird die geringe Verfügbarkeit von Daten zur Biokompatibilität der verwendeten Materialien kritisiert [2]. Diese ist im Falle metallischer Werkstoffe in besonderem Maße von deren elektrochemischem Verhalten abhängig. Eine biologische Wirkung der Legierungsbestandteile erfordert ihre Freisetzung im Rahmen korrosiver Prozesse. Die elektrochemische Charakterisierung stellt folglich einen Schlüssel für Verständnis und Steuerung der Biokompatibilität metallischer Implantate dar.

Für Stents im Speziellen wurde mit dem Ziel der Erarbeitung einer Charakterisierungsmethode die Notwendigkeit punktueller Untersuchungen auf Oberflächen von Werkstücken im Endzustand abgeleitet.

Das Mini- Cell- System (MCS), ein Instrument der Mikrosystemanalytik, wurde modifiziert und in einen Versuchsaufbau zur Durchführung elektrochemischer Messverfahren auf Stentstreben unter mikroskopischer Kontrolle integriert. Anschließend wurden Ruhepotentiale (OCP) aufgezeichnet sowie zyklische Voltametrien (CV) und Impedanzspektroskopien (EIS) auf Stents aus NiTi, FeCrNi sowie CoCr in 1%NaCl, PBS und Humanserum durchgeführt. Für die dilatierbaren Stents (FeCrNi und CoCr) erfolgten Messungen vor und nach Ballondilatation. Exemplarisch wurden zudem native Oberflächen und ausgewählte Messstellen rasterelektronenmikroskopisch untersucht und mit Hilfe elektronendispersiver Röntgenmikroanalyse (EDX) quantitativ und qualitativ evaluiert.

Zusammenfassung

Die Durchführung der elektrochemischen Messungen erwies sich mit dem MCS als praktikabel. Ein Aspirationsmechanismus konnte das Problem austretenden Elektrolyts eliminieren, die Erdung des Messplatzes über den Potentiostaten verbesserte das Signal- Rausch- Verhältnis. Die OCP- Messungen ergaben für lediglich 15 von 45 Messflächen stabile Potentiale (E_{OCP} [V] vs. SCE) nach vier Minuten. Dabei resultierte entsprechend der Spannungsreihe der Elemente, dass in 1%NaCl und PBS FeCrNi gefolgt von NiTi und CoCr am edelsten war. In Serum war FeCrNi edler als NiTi, wobei CoCr aufgrund fehlender zeitstabiler Potentiale nicht eingeordnet werden konnte. In der CV unterschieden sich die untersuchten Legierungen am stärksten in 1%NaCl, wobei FeCrNi und CoCr Durchbrüche der Passivschicht aufwiesen und NiTi sich als stabil erwies. In PBS und Serum näherten sich die Strom- Spannungs- Kurven sukzessive an. Für FeCrNi in 1%NaCl war in zwei von sechs Messstellen eine progressive Aktivierung mit finalem Verlust der Passivität zu beobachten. Rasterelektronenmikroskopisch wies eine betreffende Stelle multiple Kavitationen sowie einen größeren kraterförmigen Defekt auf. Die EDX- Analyse zeigte hier eine Reduktion von Fe, Cr und Ni sowie die Präsenz großer Mengen Cl. Anhand des Nullstrompotentials ($E_{I=0}$ [V] vs. SCE) ergab sich eine von E_{OCP} abweichende Staffelung der Legierungen, wobei CoCr am edelsten und NiTi am unedelsten war. Die Unterschiede waren mit Ausnahme von FeCrNi vs. CoCr in 1%NaCl signifikant. Innerhalb der Stents fanden sich zudem Inhomogenitäten. $E_{I=0}$ zweier jeweils erster Zyklen der CV differierte z.B. mit maximal 0,94V zwischen zwei Messstellen für FeCrNi in 1%NaCl. Für die verschiedenen Stentsysteme und Elektrolytlösungen fanden sich ferner teils signifikante Unterschiede in der Korrosionsgeschwindigkeit (v_{corr} [µm/y]). Beispielsweise war in 1%NaCl v_{corr} von FeCrNi (= 2,08E-02± 1,14E-02µm/y) signifikant höher als von NiTi (= 9,41E-03± 1,87E-03µm/y; p=0,0004). Insgesamt lag v_{corr} aller

Zusammenfassung

untersuchter Legierungen unterhalb der geforderten Grenzwerte für metallische Biomaterialien [93], [94]. Zustandsabhängige Unterschiede fanden sich lediglich für FeCrNi in Serum, wobei v_{corr} nach Dilatation signifikant größer war (p=0,02). Die Impedanzspektroskopie zeigte anhand der Modellschaltbilder die typischen Charakteristika passivierter Metalloberflächen in Kontakt mit wässrigen Elektrolyten [6].

Mit Hilfe des adaptierten MCS gelang die elektrochemische Charakterisierung der untersuchten Stents. Dabei zeigte sich im eingangs dargestellten Kontext, dass elektrochemisch aktive Messflächen mit Passivitätsverlust in den Voltamogrammen mikroskopische Korrosionszeichen und Veränderungen ihrer elementaren Zusammensetzung aufwiesen. Insbesondere die vermutlich freisetzungsbedingte, oberflächliche Reduktion von Ni verdeutlicht in Hinblick auf mögliche Pathologien das Problempotential permanent inkorporierter nickelhaltiger Implantate. In Bezug auf die weiterführende Anwendung des Systems ergaben sich Optionen zu dessen Verbesserung, wie beispielsweise die Verwendung eines sensitiveren Potentiostaten.

Insgesamt stellt das adaptierte MCS, insbesondere bei Weiterentwicklung, ein potentiell geeignetes Instrument für die Gewinnung von Daten zur Biokompatibilität von Stents auf dem Wege der elektrochemischen Analytik dar.

10 Literaturverzeichnis

1. Puel, J., F. Joffre, H. Rousseau, et al., Endo-protheses coronariennes autoexpansives dans la Prévention des resténoses après angioplastie transluminale, in Archives des Maladies du Coeur et des Vaisseaux. 1987.

2. Thierry, B., M. Tabrizian, Biocompatibility and biostability of metallic endovascular implants: State of the art and perspectives. Journal of Endovascular Therapy, 2003. 10(4): p. 807-824.

3. Hanawa, T., *Materials for metallic stents.* Journal of Artificial Organs, 2009. 12(2): p. 73-79.

4. Bailey, S.R., DES Design: Theoretical Advantages and Disadvantages of Stent Strut Materials, Design, Thickness, and Surface Characteristics. Journal of interventional cardiology, 2009. 22: p. S3-S17.

5. Bosiers, M., K. Deloose, K. Keirs, et al., *Prevention and Treatment for in-stent restenosis.* J Cardiovasc Surg (Torino), 2010. 51(4): p. 591-8.

6. Moisel, M., M. de Mele, W.-D. Müller, *Biomaterial interface investigated by electrochemical impedance spectroscopy.* Advanced Engineering Materials, 2008. 10(10): p. 1-14.

7. Pallero, M.A., M. Talbert Roden, Y.F. Chen, et al., Stainless Steel Ions Stimulate Increased Thrombospondin-1-Dependent TGF-Beta Activation by Vascular Smooth Muscle Cells: Implications for In-Stent Restenosis. Journal of vascular research, 2009. 47(4): p. 309-322.

8. Shabalovskaya, S.A., H. Tian, J.W. Anderegg, et al., *The influence of surface oxides on the distribution and release of nickel from Nitinol wires.* Biomaterials, 2009. 30(4): p. 468-477.

9. Diaz, M., P. Sevilla, A.M. Galan, et al., Evaluation of ion release, cytotoxicity, and platelet adhesion of electrochemical anodized 316 L

Literaturverzeichnis

stainless steel cardiovascular stents. Journal of biomedical materials research, 2008. 87(2): p. 555-61.

10. Haider, W., N. Munroe, C. Pulletikurthi, et al., *A Comparative Biocompatibility Analysis of Ternary Nitinol Alloys.* Journal of materials engineering and performance, 2009. 18(5-6): p. 760-764.

11. Haidopoulos, M., S. Turgeon, C. Sarra-Bournet, et al., Development of an optimized electrochemical process for subsequent coating of 316 stainless steel for stent applications. Journal of materials science, 2006. 17(7): p. 647-57.

12. Fukushima, O., T. Yoneyama, H. Doi, et al., *Corrosion resistance and surface characterization of electrolyzed Ti-Ni alloy.* Dental materials journal, 2006. 25(1): p. 151-60.

13. Shih, C.C., C.M. Shih, Y.L. Chen, et al., *Growth inhibition of cultured smooth muscle cells by corrosion products of 316 L stainless steel wire.* Journal of biomedical materials research, 2001. 57(2): p. 200-7.

14. Shih, C.C., S.J. Lin, Y.L. Chen, et al., *The cytotoxicity of corrosion products of nitinol stent wire on cultured smooth muscle cells.* Journal of biomedical materials research, 2000. 52(2): p. 395-403.

15. Bates, M.C., J.R. Campbell, J.E. Campbell, *Late complication of stent fragmentation related to the "lever-arm effect".* J Endovasc Ther, 2008. 15(2): p. 224-30.

16. Mazumder, M.M., S. De, S. Trigwell, et al., *Corrosion resistance of polyurethane-coated nitinol cardiovascular stents.* Journal of biomaterials science, 2003. 14(12): p. 1351-62.

17. Müller, W.-D., Elektrochemische Charakterisierung metallischer Biomaterialien mit Hilfe des Mini- Cell- Systems. 2008, Charité: Berlin.

Literaturverzeichnis

18. Windecker, S., I. Mayer, G. De Pasquale, et al., *Stent coating with titanium-nitride-oxide for reduction of neointimal hyperplasia.* Circulation, 2001. 104(8): p. 928-33.

19. ISO-DE, *Korrosion.* 1995.

20. Okazaki, Y., E. Goth, Metal release from stainless steel, Co-Cr-Mo-Ni-Fe and Ni-Ti alloys in vascular implants. Corrosion Science, 2008. 50(12): p. 3429-3438.

21. Hanawa, T., *Metal ion release from metal implants.* Mater. Sci. Eng., 2004. 24: p. 745-752.

22. Duerig, T.W., D.E. Tolomeo, M. Wholey, *An overview of superelastic stent design.* Minim Invasive Ther Allied Technol, 2000. 9(3-4): p. 235-46.

23. Halwani, D.O., P.G. Anderson, B.C. Brott, et al., *Surface characterization of explanted endovascular stents: Evidence of in vivo corrosion.* Journal of Biomedical Materials Research Part B-Applied Biomaterials, 2010. 95B(1): p. 225-238.

24. Wataha, J.C., N.L. O'Dell, B.B. Singh, et al., *Relating nickel- induced tissue inflammation to nickel release in vivo.* J Biomed Mater Research, 2001. 58(1): p. 537-544.

25. Ryhanen, J., E. Niemi, W. Serlo, et al., *Biocompatibility of nickel-titanium shape memory metal and its corrosion behavior in human cell cultures.* Journal of biomedical materials research, 1997. 35(4): p. 451-457.

26. Riepe, G., C. Heintz, E. Kaiser, et al., *What can we learn from explanted endovascular devices?* Eur J Vasc Endovasc Surg, 2002. 24(2): p. 117-22.

27. Heintz, C., G. Riepe, L. Birken, et al., Corroded nitinol wires in explanted aortic endografts: an important mechanism of failure? J Endovasc Ther, 2001. 8(3): p. 248-53.

28. Cragg, A.H., S.C. Dejong, W.H. Barnhart, et al., *Nitinol Intravascular Stent - Results of Preclinical Evaluation.* Radiology, 1993. 189(3): p. 775-778.

29. Kaiser, E., Cell- induced corrosion in vitro, in Second European Sym Vasc Biomat. 2002: Hamburg.

30. Stoeckel, D., A. Pelton, T. Duerig, *Self-expanding nitinol stents: material and design considerations.* European radiology, 2004. 14(2): p. 292-301.

31. Shih, C.C., C.M. Shih, K.Y. Chows, et al., *Stability of passivated 316L stainless steel oxide films for cardiovascular stents.* Journal of Biomedical Materials Research Part A, 2007. 80A(4): p. 861-873.

32. Lu, P., L. Cao, Y. Liu, et al., *Evaluation of magnesium ions release, biocorrosion, and hemocompatibility of MAO/PLLA-modified magnesium alloy WE42.* Journal of Biomedical Materials Research Part B-Applied Biomaterials, 2011. 96B(1): p. 101-109.

33. Xu, X.H., P. Lu, M.Q. Guo, et al., Cross-linked gelatin/nanoparticles composite coating on micro-arc oxidation film for corrosion and drug release. Applied Surface Science, 2010. 256(8): p. 2367-2371.

34. Wang, J., L.G. Wang, S.K. Guan, et al., Microstructure and corrosion properties of as sub-rapid solidification Mg-Zn-Y-Nd alloy in dynamic simulated body fluid for vascular stent application. Journal of Materials Science-Materials in Medicine, 2010. 21(7): p. 2001-2008.

35. Su, Y.Y., C.C. Shih, L.C. Chen, et al., *Heterogeneous surface properties on wallstents.* Surface and Interface Analysis, 2010. 42(2): p. 59-65.

36. Simka, W., M. Kaczmarek, A. Baron-Wiechec, et al., *Electropolishing and passivation of NiTi shape memory alloy.* Electrochimica Acta, 2010. 55(7): p. 2437-2441.

37. O'Brien, B.J., J.S. Stinson, S.R. Larsen, et al., *A platinum-chromium steel for cardiovascular stents.* Biomaterials, 2010. 31(14): p. 3755-3761.

38. Hermawan, H., P. Prunama, D. Dube, et al., *Fe-Mn alloys for metallic biodegradable stents: Degradation and cell viability studies.* Acta biomaterialia, 2010. 6(2010): p. 1852-1860.

39. Holvoet, S., P. Horny, S. Turgeon, et al., Characterization of film failures by bismuth electrodeposition-application to thin deformed fluorocarbon films for stent applications. Electrochimica Acta, 2010. 55(3): p. 1042-1050.

40. Shaulov, Y., R. Okner, Y. Levi, et al., *Poly(methylmethacrylate) grafting onto stainless steel surfaces: application to drug-eluting stents.* ACS applied materials & interfaces, 2009. 1(11): p. 2519-28.

41. Nam, N.D., S.H. Lee, J.G. Kim, et al., Effect of stress on the passivation of Si-DLC coating as stent materials in simulated body environment. Diamond and Related Materials, 2009. 18(9): p. 1145-1151.

42. Levy, Y., N. Tal, G. Tzemach, et al., Drug-eluting stent with improved durability and controllability properties, obtained via electrocoated adhesive promotion layer. Journal of biomedical materials research, 2009. 91(2): p. 819-30.

43. Wang, G.X., Y. Shen, H. Zhang, et al., Influence of surface microroughness by plasma deposition and chemical erosion followed by TiO2 coating upon anticoagulation, hydrophilicity, and corrosion resistance of NiTi alloy stent. Journal of biomedical materials research, 2008. 85(4): p. 1096-102.

Literaturverzeichnis

44. O'Brien, B.J., J.S. Stinson, D.A. Boismier, et al., Characterization of an NbTaWZr alloy designed for magnetic resonance angiography compatible stents. Biomaterials, 2008. 29(34): p. 4540-5.

45. Ma, X.X., Y.J. Wang, G.Z. Tang, et al., *New route to form micro-pores on 316L stainless steel surface.* Applied Surface Science, 2008. 255(2): p. 371-374.

46. Levesque, J., H. Hermawan, D. Dube, et al., Design of a pseudo-physiological test bench specific to the development of biodegradable metallic biomaterials. Acta biomaterialia, 2008. 4(2): p. 284-95.

47. Lee, S.H., J.G. Kim, H.W. Choi, et al., *Microtensile strain on the corrosion performance of diamond-like carbon coating.* Journal of biomedical materials research, 2008. 85(3): p. 808-14.

48. Hryniewicz, T., R. Rokicki, K. Rokosz, Co-Cr alloy corrosion behaviour after electropolishing and "magnetoelectropolishing" treatments. Materials Letters, 2008. 62(17-18): p. 3073-3076.

49. Silva, R.A., I.P. Silva, B. Rondot, Effect of surface treatments on anodic oxide film growth and electrochemical properties of tantalum used for biomedical applications. Journal of biomaterials applications, 2006. 21(1): p. 93-103.

50. Pound, B.G., *Susceptibility of nitinol to localized corrosion.* Journal of biomedical materials research, 2006. 77(1): p. 185-91.

51. Messer, R.L.W., J. Mickalonis, Y. Adams, et al., *Corrosion rates of stainless steel under shear stress measured by a novel parallel-plate flow chamber.* Journal of Biomedical Materials Research Part B-Applied Biomaterials, 2006. 76B(2): p. 273-280.

52. Liu, C.L., P.K. Chu, G.Q. Lin, et al., *Anti-corrosion characteristics of nitride-coated AISI 316L stainless steel coronary stents.* Surface & Coatings Technology, 2006. 201(6): p. 2802-2806.

53. Hua, Y.J., C.T. Wang, C.G. Meng, et al., *Effect of nitrogen ion implantation on the structure and corrosion resistance of equiatomic NiTi shape memory alloy.* Journal of Wuhan University of Technology-Materials Science Edition, 2006. 21(4): p. 36-39.

54. Shih, C.M., S.J. Lin, Y.Y. Su, et al., *Amorphous oxide - a platform for drug delivery.* Journal of Controlled Release, 2005. 102(3): p. 539-549.

55. Maguire, P.D., J.A. McLaughlin, T.I.T. Okpalugo, et al., *Mechanical stability, corrosion performance and bioresponse of amorphous diamond-like carbon for medical stents and guidewires.* Diamond and Related Materials, 2005. 14(8): p. 1277-1288.

56. Shabalovskaya, S., G. Rondelli, J. Anderegg, et al., *Comparative corrosion performance of black oxide, sandblasted, and fine-drawn nitinol wires in potentiodynamic and potentiostatic tests: Effects of chemical etching and electropolishing.* Journal of Biomedical Materials Research Part B-Applied Biomaterials, 2004. 69B(2): p. 223-231.

57. Wiskirchen, J., R. Venugopalan, A.D. Holton, et al., *Radiopaque markers in endovascular stents - Benefit and potential hazards.* Rofo-Fortschritte auf dem Gebiet der Röntgenstrahlen und der bildgebenden Verfahren, 2003. 175(4): p. 484-488.

58. Shabalovskaya, S., G. Rondelli, J. Anderegg, et al., *Effect of chemical etching and aging in boiling water on the corrosion resistance of Nitinol wires with black oxide resulting from manufacturing process.* Journal of biomedical materials research, 2003. 66(1): p. 331-40.

59. Liu, J.X., D.Z. Yang, F. Shi, et al., *Sol-gel deposited TiO2 film on NiTi surgical alloy for biocompatibility improvement.* Thin Solid Films, 2003. 429(1-2): p. 225-230.

60. Carroll, W.M., M.J. Kelly, *Corrosion behavior of nitinol wires in body fluid environments.* Journal of biomedical materials research, 2003. 67(4): p. 1123-30.

61. Zhao, X.K., W. Cai, L.C. Zhao, *Corrosion behavior of phosphorus ion-implanted Ni50.6Ti49.4 shape memory alloy.* Surface & Coatings Technology, 2002. 155(2-3): p. 236-238.

62. Sun, E.X., S. Fine, W.B. Nowak, *Electrochemical behavior of nitinol alloy in Ringer's solution.* Journal of Materials Science-Materials in Medicine, 2002. 13(10): p. 959-964.

63. Silva, R.A., M. Walls, B. Rondot, et al., Electrochemical and microstructural studies of tantalum and its oxide films for biomedical applications in endovascular surgery. Journal of materials science, 2002. 13(5): p. 495-500.

64. O'Brien, B., W.M. Carroll, M.J. Kelly, *Passivation of nitinol wire for vascular implants - a demonstration of the benefits.* Biomaterials, 2002. 23(8): p. 1739-1748.

65. van Bommel, K.J.C., A. Friggeri, D. Mateman, et al., *Self-assembled monolayers on gold for the fabrication of radioactive stents.* Advanced Functional Materials, 2001. 11(2): p. 140-146.

66. Venugopalan, R., Corrosion testing of stents: a novel fixture to hold entire device in deployed form and finish. Journal of biomedical materials research, 1999. 48(6): p. 829-32.

67. Trepanier, C., M. Tabrizian, L.H. Yahia, et al., *Effect of modification of oxide layer on NiTi stent corrosion resistance.* Journal of biomedical materials research, 1998. 43(4): p. 433-40.

68. Shih, C.M., C.C. Shih, Y.Y. Su, et al., *In vitro study of drug loading on polymer-free oxide films of metallic implants.* Journal of biomedical materials research, 2005. 75(3): p. 519-29.

69. Müller, W.-D., L. Nascimento, M. Mele, Electrochemical Assessment of Biomaterial Surfaces Using the Mini- Cell System, in V Latin American Congress on Biomaterial Engineering. 2011: Havanna, Cuba.

70. Shabalovskaya, S., G. Rondelli, V. Itin, et al., Surface and Corrosion Aspects of NiTi alloys, in Third Int. Conference Shape Memory and Superelastic Technologies. 2000: Pacific Grove, CA, USA.

71. Shabalovskaya, S.A., *Surface, corrosion and biocompatibility aspects of Nitinol as an implant material.* Bio-medical materials and engineering, 2002. 12(1): p. 69-109.

72. Shih, C.C., S.J. Lin, K.H. Chung, et al., Increased corrosion resistance of stent materials by converting current surface film of polycrystalline oxide into amorphous oxide. Journal of biomedical materials research, 2000. 52(2): p. 323-32.

73. Pertile, L.B., P.M. Silva, V.B. Peccin, et al., *In vivo human electrochemical properties of a NiTi-based alloy (Nitinol) used for minimally invasive implants.* Journal of biomedical materials research, 2009. 89(4): p. 1072-8.

74. Raval, A., A. Choubey, C. Engineer, et al., *Development and assessment of 316LVM cardiovascular stents.* Materials Science and Engineering a-Structural Materials Properties Microstructure and Processing, 2004. 386(1-2): p. 331-343.

Literaturverzeichnis

75. Zhao, H., J. Van Humbeeck, I. De Scheerder, *Surface conditioning of nickel-titanium alloy stents for improving biocompatibility.* Surface Engineering, 2001. 17(6): p. 451-458.

76. Palmaz, J.C., S. Bailey, D. Marton, et al., *Influence of stent design and material composition on procedure outcome.* Journal of Vascular Surgery, 2002. 36(5): p. 1031-1039.

77. B.Braun. *Produktinformation Coroflex® Blue.* 2011 [cited 2011 06.06.2011]; Available from: http://www.bbraun.de/cps/rde/xchg/bbraun-de/hs.xsl/products.html?id=00020741570000000439&prid=PRID00002589.

78. B.Braun. *Produktinformation Coroflex® Blue Ultra.* 2011 [cited 2011 06.06.2011]; Available from: http://www.bbraun.de/cps/rde/xchg/bbraun-de/hs.xsl/products.html?id=00020741570000000439&prid=PRID00006303.

79. Yang, J.X., F.Z. Cui, I.S. Lee, *Surface Modifications of Magnesium Alloys for Biomedical Applications.* Annals of Biomedical Engineering, 2011. 39(7): p. 1857-1871.

80. Kruger, J., Fundamental aspects of the corrosion of metallic implants, ASTM, Editor. 1979. p. 107-127.

81. B.Braun. *Produktinformation Coroflex®.* 2011 [cited 2011 06.06.2011]; Available from: http://www.bbraun.de/cps/rde/xchg/bbraun-de/hs.xsl/products.html?id=00020741570000000439&prid=PRID00002588.

82. Weiss, S., A. Meissner, A. Fischer, *Microstructural changes within similar coronary stents produced from two different austenitic steels.* Journal of the mechanical behavior of biomedical materials, 2009. 2(2): p. 210-6.

83. Hermawan, H., H. Alamdari, D. Mantovani, et al., *Iron-manganese: new class of metallic degradable biomaterials prepared by powder metallurgy.* Powder Metallurgy, 2008. 51(1): p. 38-45.

84. Pschyrembel, W., *Pschyrembel Klinisches Wörterbuch*. Vol. 259. 2002, Berlin: de Gruyter.

85. Hantsche, H., Energy- dispersive X- ray microanalysis- applications, limiting factors and artifacts. 1981: Berlin.

86. Müller, W.-D., Beiträge zur Charakterisierung des Aufbaus, der Struktur der Oberfläche, der elektrochemischen Eigenschaften von RuOx+ TiOx)- beschichteten Ti- Elektroden. 1983: Berlin.

87. Fontana, M., N. Greene, *The Eight Forms of Corrosion*, in *Corrosion Engineering*. 1967, McGraw Hill Inc.: New York.

88. Shih, C., C. Shih, K. Chou, et al., *Electrochemical and SEM evaluation of gold- coated stents in vitro.* J Electrochem Soc, 2007. 154: p. 326-330.

89. de Scheerder, I., J. Sohier, E. Verbeken, et al., *Biocompatibility of coronary stent materials: Effect of electrochemical polishing.* Materwiss Werksttech, 2001. 32: p. 142-148.

90. Scheinert, D., S. Scheinert, J. Sax, et al., *Prevalence and clinical impact of stent fractures after femoropopliteal stenting.* J Am Cardiol, 2005. 45: p. 312-315.

91. *Corrosion*, in *ASM Handbook*. 1987, ASM International: Ohio.

92. Morita, M., T. Sasada, H. Hayashi, et al., *The corrosion fatigue properties of surgical implants in a living body.* J Biomed Mater Research, 1988. 22: p. 529-540.

93. Liang, C., L. Guo, W. Chen, [Measurement of low corrosion rate of coronary stents-made of 316L and 317L stainless steel]. Journal of biomedical engineering, 2006. 23(4): p. 829-31.

94. Fontana, M., N. Greene, *Corrosion Engineering*. 1978, New York: Mc Graw- Hill.

95. Vandenkerckhove, R., E. Temmerman, Electrochemical research on the corrosion of shape memory NiTi, in Proc. Int. Conf. on Shape Memory and Superelastic Technologies. 1999: Antwerpen, Belgium.

96. Gotman, I., *Characteristics of metals used in implants.* Journal of endourology / Endourological Society, 1997. 11(6): p. 383-9.

97. Hanawa, T., S. Hiromoto, A. Yamamoto, et al., XPS characterization of the surface oxide film of 316L stainless steel samples that were located in quasi- biological environments. Mater Trans, 2002. 43: p. 3088- 3092.

98. Hehrlein, C., M. Zimmermann, J. Metz, et al., *Influence of surface texture and charge on the biocompatibility of endovascular stents.* Coronary artery disease, 1995. 6(7): p. 581-6.

99. Hwang, W., K. Kim, W. Seo, Pitting corrosion of TiNi shape memory alloy in deaerated solution, in 13th Int Corrosion Congress. 1994, NACE International: Houston, TX.

100. Burstein, G., The effects of anions on the behaviours of scratches iron electrodes in aqueous solution. Corrosion Science, 1980. 20: p. 1143- 1155.

101. Leclerc, M., *Surgical implants*, in *Corrosion*. 2000, Butterworth- Heinemann: Oxford. p. 164- 180.

102. Clark, G., D. Williams, *The effects of proteins on metallic corrosion.* J Biomed Mater Research, 1982. 16: p. 125- 134.

103. Brown, S., K. Merritt, *Fretting corrosion in saline and serum.* J Biomed Mater Research, 1981. 15: p. 479.

104. Contu, F., B. Elsener, H. Bohni, Characterization of implant materials in fetal bovine serum and sodium sulfate by electrochemical impedance spectroscopy. J Biomed Mater Research, 2003. 67: p. 246- 254.

105. Cabilio, N., S. Omanovic, S. Roscoe, Electrochemical studies of the effect of temperature and pH on the adsorption of alpha- lactalbumin an Pt. Langmuir, 2000. 16: p. 8480.

106. Omanovic, S., S. Roscoe, Electrochemical studies of the adsorption behaviour of bovine serum albumin on stainless steel. Langmuir, 1999. 15: p. 8315.

107. Rondelli, G., P. Torricelli, M. Fini, et al., in vitro corrosion study by EIS of an equiatomic NiTi alloy and an implant quality AISI 316 stainless steel. J Biomed Mater Research, 2006. 79: p. 320- 4.

108. Milosev, I., H. Strehblow, The behaviour of stainless steels in physiological solution containing complexing agent studied by X-ray photoelectron spectroscopy. J Biomed Mater Research, 2000. 52: p. 404-412.

109. Kruger, J., Fundamental aspects of the corrosion of metallic implants, in ASTM STP 684. 1979. p. 107- 127.

110. Saidane, K., S. Polizu, L.H. Yahia, Accelerated fatigue behavior and mechano-physical characterizations of in vitro physiological simulation of nitinol stents. Journal of Applied Biomaterials & Biomechanics, 2007. 5(2): p. 117-124.

111. Major, A., R. Guidoin, G. Soulez, et al., Implant degradation and poor healing after endovascular repair of abdominal aortic aneurysms: an analysis of explanted stent-grafts. J Endovasc Ther, 2006. 13(4): p. 457-67.

Abbildungsverzeichnis

11 Abbildungsverzeichnis

Abb. 1: Stentstrebe FeCrNi, Rasterelektronenmikroskop 22

Abb. 2: Übersicht Messplatz 31

Abb. 3: Aspirationsmechanismus schematisch 32

Abb. 4: NiTi- Stent mit 1%NaCl, Auflichtmikroskop 32

Abb. 5: CoCr- Stent, Auflichtmikroskop 34

Abb. 6: Schematischer Aufbau des MCS (nach Müller 2008 [17]) 38

Abb. 7: Bestandteile des MCS (nach Müller 2008 [17]) 38

Abb. 8: Exemplarische OCP- Kurve eines FeCrNi- Stents mit PBS 43

Abb. 9: Exemplarische CV- Kurven eines FeCrNi- Stents mit PBS 45

Abb. 10: Graphische Auswertung der CV 47

Abb. 11: Exemplarische EIS- Kurven eines FeCrNi- Stents mit PBS 49

Abb. 12: EDX- Spektrum NiTi nativ 53

Abb. 13: OCP NiTi mit 1%NaCl 57

Abb. 14: OCP FeCrNi mit PBS 61

Abb. 15: CV NiTi mit 1%NaCl 69

Abb. 16: CV NiTi mit PBS 69

Abb. 17: CV NiTi mit Serum 70

Abb. 18: CV FeCrNi mit 1%NaCl 71

Abb. 19: CV FeCrNi mit PBS 72

Abb. 20: CV FeCrNi mit Serum 73

Abb. 21: CV CoCr mit 1%NaCl 74

Abb. 22: CV CoCr mit PBS 75

Abbildungsverzeichnis

Abb. 23: CV CoCr mit Serum   76

Abb. 24: CV NiTi, FeCrNi und CoCr mit 1%NaCl   77

Abb. 25: CV NiTi, FeCrNi und CoCr mit PBS 78

Abb. 26: CV NiTi, FeCrNi und CoCr mit Serum   78

Abb. 27: Übersicht $E_{I=0}$ [V] vs. SCE   84

Abb. 28: Übersicht v_{corr} [µm/y]   85

Abb. 29: Äquivalente Schaltbilder 86

Abb. 30: EIS NiTi mit 1%NaCl, PBS und Serum, Nyquist- Plot 90

Abb. 31: EIS NiTi mit 1%NaCl, PBS und Serum, Bode 1- Plot   90

Abb. 32: EIS NiTi mit 1%NaCl, PBS und Serum, Bode 2- Plot   91

Abb. 33: EIS FeCrNi mit 1%NaCl, PBS und Serum, Nyquist- Plot   92

Abb. 34: EIS FeCrNi mit 1%NaCl, PBS und Serum, Bode 1- Plot   93

Abb. 35: EIS FeCrNi mit 1%NaCl, PBS und Serum, Bode 2- Plot   94

Abb. 36: EIS CoCr mit 1%NaCl, PBS und Serum, Nyquist- Plot 95

Abb. 37: EIS CoCr mit 1%NaCl, PBS und Serum, Bode 1- Plot 96

Abb. 38: EIS CoCr mit 1%NaCl, PBS und Serum, Bode 2- Plot 97

Abb. 39: Übersicht CPE- P   103

Abb. 40: REM NiTi nativ   105

Abb. 41: REM FeCrNi nativ 105

Abb. 42: REM CoCr nativ   105

Abb. 43: REM NiTi mit 1%NaCl   110

Abb. 44: REM NiTi mit PBS 110

Abb. 45: REM NiTi mit Serum   110

Abb. 46: REM FeCrNi mit 1%NaCl   111

Abb. 47: REM FeCrNi mit PBS   111

Abb. 48: REM FeCrNi mit Serum   111

Abb. 49: REM CoCr mit 1%NaCl   112

Abb. 50: REM CoCr mit PBS   112

Abb. 51: REM CoCr mit Serum   112

12 Tabellenverzeichnis

Tab. 1: Übersicht zur Anwendung elektrochemischer Messverfahren in-vitro 12

Tab. 2: Verwendete Stents und Verteilung der Messflächen 36

Tab. 3: E_{OCP} [V] vs. SCE der Messstellen mit stabilem Ruhepotential nach 4Min. 58

Tab. 4: NiTi: Mittelwerte, Standardabweichung $E_{I=0}$ [V], i_{corr} [A/cm^2], v_{corr} [µm/y] 81

Tab. 5: FeCrNi: Mittelwerte, Standardabweichung $E_{I=0}$ [V], i_{corr} [A/cm^2], v_{corr} [µm/y] 82

Tab. 6: CoCr: Mittelwerte, Standardabweichung $E_{I=0}$ [V], i_{corr} [A/cm^2], v_{corr} [µm/y] 83

Tab. 7: NiTi: Mittelwerte, Standardabweichung R_S [Ω], CPE- T [F], CPE- P, R_P [Ω] 99

Tab. 8: FeCrNi: Mittelwerte, Standardabweichung R_S [Ω], CPE- T [F], CPE- P, R_P [Ω] 99

Tab. 9: CoCr: Mittelwerte, Standardabweichung R_S [Ω], CPE- T [F], CPE- P, R_P [Ω] 100

Tab. 10: NiTi nativ: elementare Zusammensetzung der Oberfläche [at%] 104

Tab. 11: FeCrNi nativ: elementare Zusammensetzung der Oberfläche [at%] 104

Tab. 12: CoCr nativ: elementare Zusammensetzung der Oberfläche [at%] 104

Tab. 13: NiTi behandelt: elementare Zusammensetzung der Oberfläche [at%] 108

Tab. 14: FeCrNi behandelt: elementare Zusammensetzung der Oberfläche [at%] 109

Tab. 15: CoCr behandelt: elementare Zusammensetzung der Oberfläche [at%] 109

13 Abkürzungsverzeichnis

AE	Arbeitselektrode
ANOVA	analysis of variance
BEI	backscattered electron image
BMS	bare metal stent
CPE	constant phase element
CTR	charge transfer resistance
CV	cyclic voltametry
DES	drug eluting stent
DIN	Deutsches Institut für Normung
DLC	diamond like carbon
EDTA	ethylene diamine tetraacetic acid
EDX	energy dispersive x-ray analysis
EGM	endothelial growth media
EIS	electrochemical impedance spectroscopy
GE	Gegenelektrode
ISO	International Organization for Standardization
LED	lichtemittierende Diode
MCS	Mini- Cell- System
OCP	open circuit potential
PBS	phosphate buffered saline
PTCA	percutane transluminale coronare Angioplastie

Abkürzungsverzeichnis

RE	Referenzelektrode
REM	Rasterelektronenmikroskop
ROS	radical oxygen species
SBF	simulated body fluid
SCE	saturated calomel electrode
SCC	stress corrosion cracking
SEI	secondary electron image
TGF-β	transforming growth factor beta
XPS	x-ray photoelectron spectroscopy

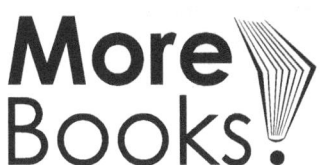

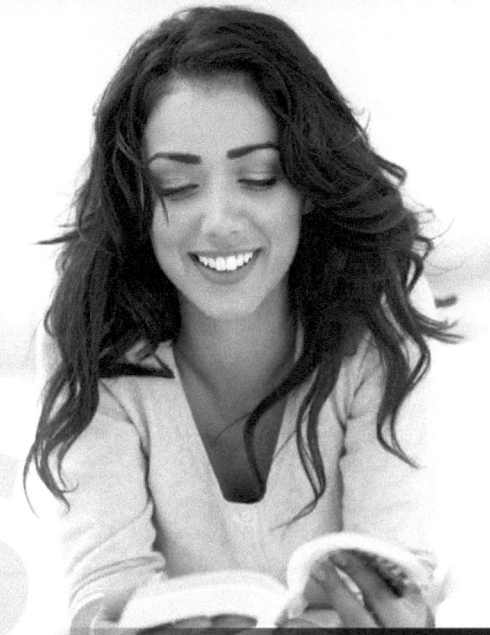

i want morebooks!

Buy your books fast and straightforward online - at one of world's fastest growing online book stores! Environmentally sound due to Print-on-Demand technologies.

Buy your books online at
www.get-morebooks.com

Kaufen Sie Ihre Bücher schnell und unkompliziert online – auf einer der am schnellsten wachsenden Buchhandelsplattformen weltweit! Dank Print-On-Demand umwelt- und ressourcenschonend produziert.

Bücher schneller online kaufen
www.morebooks.de

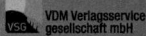 VDM Verlagsservicegesellschaft mbH
Heinrich-Böcking-Str. 6-8   Telefon: +49 681 3720 174   info@vdm-vsg.de
D - 66121 Saarbrücken   Telefax: +49 681 3720 1749   www.vdm-vsg.de

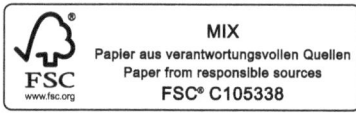

Printed by Books on Demand GmbH, Norderstedt / Germany